La Ozonoterapia como parte integral en la Práctica Médica

Dr. José German Medina

Traumatólogo Ortopedista especializado en Cirugía de la Columna vertebral y Lesiones del Deporte.

Certificado en USA por la Academia Americana de Ozonoterapia. Fellow de la AAO. Vicepresidente de la SOVEOT. Profesor Titular de la UCV.

Comentarios, revisiones, conceptos, aplicaciones y recomendaciones.

BARKER & JULES®

BARKER & JULES®

La Ozonoterapia como parte integral en la practica medica

Edición: Barker and Jules™
Diseño de Portada: Barker & Jules Books™
Diseño de Interiores: Juan José Hernández Lázaro | Barker & Jules Books™

Primera edición - 2021

I.S.B.N. | 978-1-64789-519-8
I.S.B.N. eBook | 978-1-64789-520-4

BARKER & JULES, LLC
2248 Meridian Blvd. Ste. H, Minden, NV 89423
barkerandjules.com

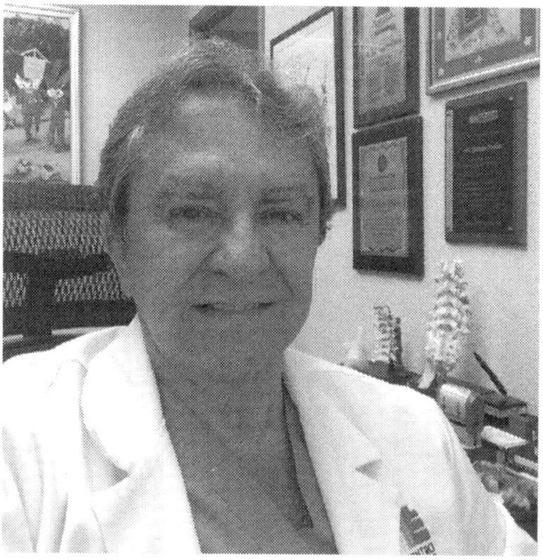

Dr. José German Medina
Traumatólogo Ortopedista Especialista en Cirugía de la Columna vertebral y Lesiones del Deporte.
Certificado en Ozonoterapia por la AAO-USA. FAAO.

El Dr. José Germán Medina es un médico venezolano egresado de la Universidad Central de Venezuela, Facultad de Medicina, Escuela Vargas, en julio de 1976. Sus primeros estudios de posgrado fueron en el área de la Salud Pública en la Escuela de Salud Pública, Facultad de Medicina de la UCV, donde aprobó el curso medio de Salud Pública diversificado en Administración de Hospitales y Servicios de Salud.

Con esta acreditación se inició en el campo de la Administración de la atención médica, y fue nombrado Director General del Hospital

Luis Ortega de Porlamar, estado Nueva Esparta, en 1977 y 1978. Al año siguiente, fue aceptado por la Escuela de Salud Pública y realizó el Magíster en Salud Pública o Curso Superior, el cual duró un año, y en 1980, concursó por un cupo en el Hospital Vargas para realizar un posgrado en Cirugía Ortopédica, donde en 1982 obtuvo el diploma de posgrado en dicha especialidad.

Concursó en el Hospital Vargas por un cupo en el servicio de Traumatología y fue aceptado, donde se inició como adjunto del Servicio. Al pasar unos años en dicha actividad, fue llamado por sus credenciales para dirigir el Hospital Vargas de Caracas por tres años. A su término, se reincorporó al servicio de Traumatología. Concursó por la jefatura del Servicio y logró este puesto, el cual desempeñó por un largo tiempo.

Su formación, se puede decir, fue desde estudiante de pregrado, posgrado, especialista adjunto del Servicio, jefe del Servicio y director del Hospital. Durante su carrera ha completado los siguientes estudios y se desempeñado en las siguientes funciones: Gerencia Médica IESA (Instituto de Estudios Superiores de la Administración), Curso de Perfeccionamiento en Cirugía de Columna Vertebral IVSS (Hospital Dr. Domingo Luciani), posgrado en Cirugía de Columna Vertebral en Inglaterra (UK Hospital Robert Jones and Agnes Hunt) donde logra la acreditación de Senior Fellow durante tres años (1990-1993). Fue Fellowship becado por un año por la AO (Asociación de Osteosíntesis de Suiza) para realizar en una cirugía mínima invasiva de columna vertebral en Las Vegas, NV, USA (1997).

Fundó en Venezuela la AAO (Asociación AO Alummni), y promovió y desarrolló los cursos básicos y avanzados en cirugía de columna en el país. En 1981, durante sus estudios de posgrado, concursó por un cargo de profesor universitario que ganó por oposición, y presentó los correspondientes trabajos de investigación que exigía la Universidad Central de Venezuela para su ascenso en el escalafón universitario, hasta lograr la mención de Profesor Titular, actividad que dispensó hasta 2010 cuando se jubiló.

Fue miembro de las FFAA componente GNV como médico militar desde 1982 hasta 2010, año en que se retiró. Fue director de muchos hospitales de alta envergadura en Caracas, tales como el Magallanes de Catia Dr. José Gregorio Hernández, General de Lídice, Dr. Domingo Luciani, y Adjunto a la Dirección del Hospital de las FF.AA. Dr. Carlos Arvelo.

Gremial y científicamente fue presidente de la Sociedad Venezolana de Cirugía Ortopédica y de Traumatología, miembro principal de la comisión gremial del Colegio de Médicos del D.F., Caracas; fue vicepresidente de la Sociedad Venezolana de Ozonoterapia, traumatólogo de las Selecciones Olímpicas del 2012 y 2016, traumatólogo del equipo de BB profesional Leones del Caracas por 28 años, traumatólogo de la selección Vinotinto, director médico nacional del Min. de Deporte en Venezuela. Actualmente, es director del Instituto GOJI de Ozonoterapia de Miami Lakes FL, USA, y fundador del Instituto Internacional de Ozonoterapia de República Dominicana.

Ha representado al país a nivel internacional en múltiples eventos científicos. Sus trabajos han sido publicados en revistas nacionales e internacionales indexadas. Ganó varios premios nacionales de Investigación sobre temas de la especialidad y ahora presenta este libro de revisión documentada de varios trabajos, y de experiencia propia para utilidad práctica de quienes deseen revisar criterios de la ozonoterapia.

Índice

Nota: en este libro se han tomado algunos extractos de redacciones previas y actualizaciones de trabajos, así como publicaciones de libre consulta en redes y medios alternos que apoyarán al lector a una consulta rápida y de vanguardia. Sin embargo, la mayoría de las actualizaciones y procedimientos son del autor, no queriendo decir que sean exclusivas, pues cada quién es libre de actuar en cuanto a la práctica médica, y hay muchos criterios que pueden ser diferentes a algunos acá expuestos, los cuales también podrán ser considerados de acuerdo a la experiencia del tratante. Mi deseo es colaborar con quienes están en la práctica o se estén iniciando en ella, y darles una orientación conocida o por conocer sobre esta útil y reconocida Medicina Integrativa, como lo es la ozonoterapia.

Prólogo

Esta primera edición ha sido compilada con base en la experiencia acumulada en la práctica de la ozonoterapia por más de 16 años.

Conocida es esta práctica médica de la medicina integral, la cual ha probado ser por muchos años una eficiente ayuda para pacientes con diversas patologías, incluyendo el cáncer y sus diferentes tipos, demostrando, con medicina basada en evidencia, los excelentes resultados.

En su generalidad, las diferentes y múltiples asociaciones médicas mundiales han sido un gran obstáculo para el reconocimiento de los beneficios de la ozonoterapia. No creen en esta práctica médica debido a la falta de probidad y basamento científico que hay hasta el momento. Sin embargo, muchas de estas asociaciones ya están reconociendo la efectividad y la eficiencia de la ozonoterapia al apreciar con el tiempo y con la práctica los resultados excelentes de su aplicación en pacientes que han requerido de esta utilidad médica.

Después de muchos años inmerso en esta alternativa científica, en la cual por cierto NO CREÍA, y después de haber viajado, visitado y experimentado en muchos países y con muchos colegas dedicados a esta práctica, he decidido cooperar con la extensión del conocimiento a través de este texto dirigido a médicos y a todos aquellos profesionales de la medicina capacitados clínica y quirúrgicamente para el entendimiento de la ozonoterapia en el campo de la medicina.

Desde el 2004 me inicié en esta rama sin abandonar, por supuesto, mi especialidad de Cirugía de columna vertebral y Traumatología del deporte, pero ya es un complemento integral en mi consulta médica.

Es mandatorio, casi obligatorio, el hecho de recordar, o repasar, o volver a estudiar los fundamentos bioquímicos relacionados con la bioxidación y con la interpretación adecuada de la respiración celular, a fin de entender plácidamente los beneficios de la ozonoterapia.

La afinidad del ozono con algunos órganos tales como el hígado, riñón y cerebro es vital, y conocer la función bioquímica, así como la forma de la estimulación enzimática y sus beneficios es importante para el inicio de esta práctica médica.

Muchos países y pueblos con severas limitaciones económicas y sociales pudiesen ser beneficiados de una manera absolutamente comprobable con la ozonoterapia, siendo esta aplicada a través de centros de ozonoterapia en hospitales públicos, lo cual permite abaratar los costos de atención médica, obteniendo resultados extraordinarios que benefician a los pacientes que requieren de este soporte médico.

Mucho de qué hablar en este prólogo, pero tales temas serán analizados en los capítulos que se describen en este libro. Mucho también de qué hablar sin pretender ocupar todos los temas del mundo de la ozonoterapia en este texto, sin embargo, mi propósito, además de la inducción, es estimular con este contenido a médicos y personal dedicado a la medicina a ingresar al campo de la venerable y leal ozonoterapia.

Dr. José Germán Medina.

Traumatólogo especialista en cirugía de la columna vertebral. Spine Fellow del Robert Jones and Agnes Hunt Hospital, Oswestry Shropshire, UK; AO Spine Fellow NV. USA, Profesor Titular de la Facultad de Medicina de la UCV, Fellow de la AAO USA. ozonoterapista Certificado por la AAO USA, Vicepresidente de la Sociedad Venezolana de ozonoterapia.

Agradecimientos

Parece mentira que generalmente este apartado en todos los libros o textos casi nunca es leído. Sin embargo, no puedo dejar de un lado en este segmento la oportunidad para agradecer a todos aquellas personas que de manera desinteresada apoyaron esta idea, incluso pacientes o amigos cercanos que estimularon esta obra cuando pudieron apreciar los beneficios de la ozonoterapia en sus propios casos.

Al doctor Velio Bocci (+), quien fue en vida un gran defensor de esta práctica, con sus conocimientos y aplicaciones muy sinceras con basamento científico comprobado, que apartan a los charlatanes detractores de la realidad exitosa de sus procedimientos. A él, mi reconocimiento por su valentía y por su orientación.

A mis amigos médicos que creyeron, después de sus risas y sus burlas escondidas, en esta práctica. Una vez que se dieron cuenta de la realidad y de los resultados obtenidos en sus pacientes, fue cuando decidieron entonces incursionar en la ozonoterapia.

A mis familiares, quienes desde un principio fueron mi soporte, mi ayuda y mi norte en este proyecto, y lo seguirán siendo. La vida está llena de tentaciones superfluas que tienden a desviar la verdadera esencia del buen vivir. Por ellos y para ellos: "Si el soporte de la familia nos acompaña, ninguna tentación será lo suficientemente fuerte para quebrar un ciprés".

A las personas que terminaron de impulsar esta idea apoyándome con su entusiasmo y energía y, en fin, a mi Dios todopoderoso, quien con su generosidad y bendita protección me ha dado el aliento y la claridad constante para dejar este humilde testimonio.

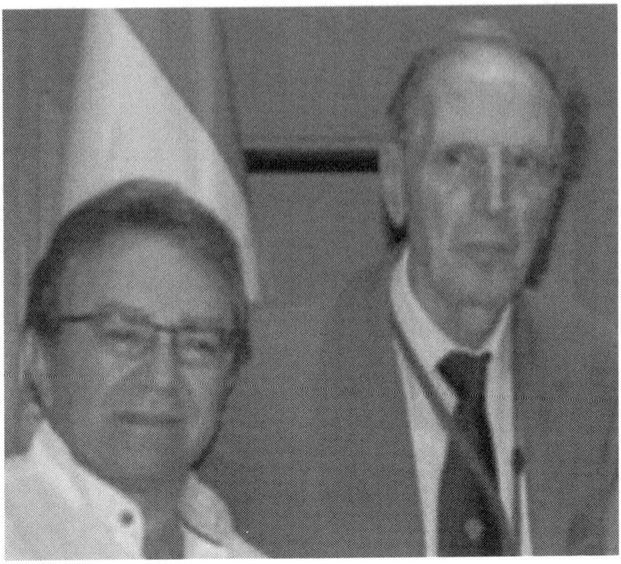

Dr. Velio Bocci (+) y Dr. José Germán Medina

Capítulo I

Qué es el ozono y la ozonoterapia, su historia. Asociaciones y Centros Mundiales de referencias médicas y científicas. Propósito y trabajos científicos de consultas así como su forma de obtención.

En 1993 retornaba de Inglaterra cuando finalicé mi posgrado en cirugía de columna vertebral que duró tres años. Era eminentemente quirúrgico mi proceder ante la mayor parte de las afecciones de columna vertebral y de lesiones derivadas de la práctica del deporte. No conocía, no sabía, ignoraba por completo los beneficios de la ozonoterapia. En conclusión, para mí no existía.

En marzo de 1997 fui invitado por un representante comercial italiano a viajar a Europa, y tuve la oportunidad de experimentar la aplicación del ozono en la ciudad de Latina, Roma, por un lapso de 15 días, en un Centro Asistencial dedicado a la Ortopedia y a la Traumatología y a estas novedosas técnicas procedentes de Alemania, y fue cuando por primera vez aprecié los beneficios de la técnica, aunque era muy escéptico porque no sabía los fundamentos de esta.

Quiero decir con esto que hay que conocer qué es la ozonoterapia, saber de su historia, de sus asociaciones y centros mundiales, de sus propósitos, entre otras tantas cosas.

De esta manera iniciamos este capítulo.

Fue así como en verdad pude entender los grandes beneficios de la ozonoterapia, y por ello combiné la cirugía ortopédica y de columna vertebral con aplicaciones de ozonoterapia en pacientes que en verdad no eran quirúrgicos, que no reunían criterios para estas aplicaciones o que, sencillamente, no deseaban una cirugía inmediata y decidieron consultar una segunda opinión médica. Se lograron excelentes resultados siempre y cuando el paciente reuniera los criterios necesarios para su aplicación.

Concepto de ozono. Qué es la ozonoterapia

El ozono es un gas que utilizado en medicina ha probado su efectividad a pesar de sus diferentes formas de aplicación. Este gas, ozono medicinal, no es más que una molécula inestable con tendencia a un color azul cielo muy tenue y un olor similar al acre, nada irritativo, pero que lo identifica de inmediato donde se haya aplicado y escapado algo en el ambiente. Es una molécula de tres átomos de oxígeno, con un peso molecular de 48.00 g/mol, algo más pesado que el oxígeno que pesa 32.00 g/mol.

Es altamente soluble en agua y esto le permite una inmediata reacción con los compuestos solubles y elementos biomoleculares presentes en estos diferentes fluidos. Después de una hora, este ozono en agua solo dará origen a radicales libres, entre ellos, el más abundante, el radical oxidrilo (*OH).

La vida de este gas depende de la temperatura externa, por ejemplo, y según el Dr. Bocci, a 20 grados su promedio de estabilidad es de 40 minutos; a 30 grados, de 25 minutos. Mas, sin embargo, estos criterios han venido siendo cuestionados por diferentes autores, quienes procuran almacenar el menor tiempo posible el ozono obtenido de un generador para tales efectos y evitar su pronta descomposición a oxígeno convencional. De ello hablaremos más tarde.

Dentro de los agentes oxidantes es importante recordar que es el tercero más fuerte después del flúor y del persulfuro. Se ha demostrado su alta capacidad para reaccionar con diferentes compuestos orgánicos e inorgánicos conocidos, y estos pueden ser saturados o insaturados.

Veamos, por ejemplo, el caso de los productos insaturados:

Los ácidos grasos poliinsaturados del grupo de los lípidos son los más sensibles al procedimiento de la oxidación. Esto se refiere a la reacción del ozono con dichos compuestos orgánicos insaturados llamados ácidos grasos poliinsaturados (AGPI), los cuales son conocidos como ácido araquidónico, ácido linoleico, ácido oleico, entre los más importantes. Los productos de esta reacción del ozono y estos AGPI pueden derivar en aldehídos, ozónidos, peróxido de hidrógeno, ácidos carboxílicos e hidroperóxidos, entre los más importantes.

En relación con los productos saturados, el ozono reacciona mucho menos en comparación con los insaturados. Estos productos saturados suelen ser los carbohidratos, los alcoholes, los aminoácidos y elementos proteicos, entre otros tantos importantes. La consecuencia de esta reacción, cuando el ozono contacta con el plasma y estos productos, saturados o insaturados, se ha demostrado en el aumento del malondialdehído y del 4-hidroxinonenal, los cuales, a su vez, son productos de oxidación lipídica y mediadores de los efectos beneficiosos del ozono.

Bocci demostró la elevación de estos productos en el plasma después de la aplicación de autohemoterapia mayor (AHTMy) a los pocos minutos de 0,2 microgammas a 1,2 microgammas, y a los 25-30 minutos estos valores retornaban a sus niveles normales, demostrando que el sistema de antioxidantes había sido estimulado, explicando, así, la reducción de MDA y 4-HN.

Esto sirvió para planificar las repetidas aplicaciones de AHTMy, a fin de elevar las concentraciones de malondialdehído y 4-hidroxinonenal, las cuales después de 5-6 aplicaciones, se elevaron hasta 0,6 micro-gammas por casi dos semanas y, al cesar, estas volvieron a sus niveles normales de 0,2 microgammas, pero con un producto final que fue el incremento substancial de la enzima superóxido-dismutasa (SOD), la cual sabemos que defiende a las células, órganos y tejidos corporales de los daños que los radicales libres de oxígeno pueden causar, como lo son la peroxidación de lípidos, la desnaturalización de proteínas y la mutagénesis del ADN.

Recordemos que de las especies reactivas del oxígeno (ROS), el radical anión superóxido es el más tóxico por el daño que le ocasiona a las proteínas contentivas de sulfato ferroso, aconitasa, succinato deshidrogenasa y NADH oxidorreductasa, y este, ante la presencia de la superóxido reductasa, será transformado en peróxido de hidrógeno y oxígeno, reduciendo así su toxicidad química y, posteriormente, este peróxido de hidrógeno será transformado en H_2O para beneficio orgánico.

Podemos concluir que la superóxido dismutasa será el gran protector celular ante la presencia del ion superóxido y su capacidad oxidativa y deteriorante, que gracias al ozono sus niveles incrementados servirán para la defensa y conservación del organismo celular.

Hay mucho de qué hablar de esos detalles que serán poco a poco destacados a lo largo del texto en sus diferentes capítulos, lo cual hará más fascinante entrar en este universal mundo.

Historia evolutiva de la ozonoterapia

Como información adicional, empezaremos recordando ciertos datos relativos al ozono antes de relatar algo de historia sobre esta alternativa en medicina.

El ozono molecular, como bien sabemos, se forma cuando los átomos de O_2 son divididos o descompuestos y luego recombinados a una molécula de tres átomos gracias a una descarga eléctrica. Para ello, hoy día existen generadores de ozono dedicados a esta tarea, con especificaciones muy especiales a fin de ser usados en medicina. El 90

% de la capa de ozono terrestre se forma cuando la energía ultravioleta del Sol choca con el O_2, esto explica la descomposición del O_2 y su transformación en O_3. El 10 % remanente de la capa de ozono terrestre es generado en Venezuela en el área del Catatumbo, donde cerca de 1.176 millones de rayos eléctricos caen en dicha zona e impactan el O_2 terrestre.

La historia del ozono se remonta a 1785. Relatan los historiadores que, en Holanda, el físico holandés Mark Van Marum experimentaba con la instalación de una fuente industrial para la electrificación de un área pública y descubrió una chispa eléctrica que apareció cuando se pasaba dicha carga eléctrica a través del aire local, la cual desprendía un gas con un olor muy especial y diferente al de la sala de trabajo. Era un gas de sensación al sabor, vecino a lo dulce. Esto acaparó la atención de todos los presentes: **estaba naciendo el ozono.**

Después hubo muchos otros afectos a este hallazgo, pero no fue sino hasta 1840 cuando Christian Schönbein detectó la capacidad de este gas para reaccionar con compuestos biológicos cuando le llamó definitivamente OZONO al gas obtenido por la descomposición del oxígeno con sabor a su inhalación a dulce y olor muy particular. Es así como se establece el ozono, y se desatan, a partir de acá, una serie de estudios dedicados a saber y conocer más de este noble gas, aunque no fue sino hasta pocos años más tarde cuando definitivamente se aceptó como una variedad del oxígeno.

Schönbein presentó estas características del gas en una carta en la que relató la experiencia observada en 1840 en la Academia de Ciencias de París, apoyado por Liebig, su colaborador cercano, y destacó las características físicas primarias del gas en cuanto a su olor y densidad.

A continuación, algunos relatos históricos cronológicos del ozono y sus seguidores:

- En 1857, Werner von Siemens construyó el primer electrodo generador de ozono. Siemens es considerado el padre de la Ingeniería Eléctrica, quien inventó, entre otras cosas, los elevadores, el trolebús, altavoces, el dinamo generador y los tubos de Röentgen para los RX. Este aparato de Siemens estaba destinado a la purificación del agua, hoy día se continúa purificando el agua a través de este método.
- En 1873, Fox descubrió la potente acción antimicrobiana del O_3 y, en 1881, se empieza a utilizar como desinfectante.
- En 1885, la Asociación Médica de la Florida publicó el primer texto sobre aplicaciones médicas de ozono, escrito por el Dr. Kenworth.
- John Kellogg describió el ozono en su libro *Difteria y sus formas.*
- Nicola Tesla (1856-1943) patentó el primer generador de O_3 en 1896, y en 1900 fundó Tesla Ozone Co. Aunque históricamente se destaca que fue Hansler (1908-1981) quien construyó el primer generador de ozono para la práctica médica.
- Igualmente, Tesla fue quien ozoniza por primera vez el aceite de oliva. Este inventor se encuentra entre las cien personas más famosas en los últimos cien años.
- En 1898, los Dres. Thauerkauf y Luth crearon en Alemania el Instituto de oxígeno-ozonoterapia, y publicaron sus primeros estudios sobre el tema y sus aplicaciones en animales.
- En 1911, el Dr. Noble Eberhart (1870-1939),_jefe del Departamento de Fisiología de la Universidad de Loyola en Chicago, normalizó el Manual de aplicaciones frecuentes en diferentes patologías usando el O_3 para TBC, anemias, enfermedades del aparato respiratorio, diabetes, gota, sífilis, entre otras afecciones comunes.
- En 1913, el Dr. Blass fundó en Alemania la primera asociación de ozonoterapia.
- En 1915, el Dr. Wolf, jefe del Servicio de cirugía del ejército alemán, aplicó y extendió el uso tópico de la ozonoterapia en heridas infectadas, gangrena, pie congelado, necrosis vascular y úlceras en decúbito.
- Más tarde, el Dr. Wolf publicó el clásico libro sobre los beneficios de la ozonoterapia.

Se describe el uso del ozono durante la Primera Guerra Mundial para los casos de soldados con heridas severas, tipo gangrena postraumática, alimentándose esta práctica ante la debilidad de los antibióticos usados durante los diferentes casos complejos cuando se decidió lavar estas heridas con agua ozonizada, la cual estaba siendo preparada para otros servicios, tales como la potabilización del agua que escaseaba en los campos de batalla o sus alrededores. Este trabajo fue posteriormente relatado durante el 59 Congreso de la Sociedad de Cirugía Alemana en Berlín (1935), donde el tema se refería a "cuál otro desinfectante podría ser de mejor utilidad que el agua ozonizada".

En 1936, en Francia, es cuando el Dr. P. Aubuourg propone el uso de la insuflación rectal del ozono para tratar la colitis crónica y las fístulas del recto. Luego se asocia con el Dr. H. Wolff y deciden practicar la mezcla del ozono con la sangre, creando así la autohemoterapia mayor en la década de 1940, sin escapar tanto Fisch, Payr, Auburoug y Wolff de las severas críticas de los detractores de esta práctica al considerarlos 'Charlatanes de la Medicina', pues a partir de sus publicaciones, un cuantioso número de médicos y no médicos decidieron iniciar esta práctica sin el correcto conocimiento de sus indicaciones y aplicaciones controladas por la correcta dosificación, trayéndoles como consecuencia un serio daño a pacientes que recibían ozono. Fue esto un verdadero obstáculo que se sembró de raíz en algunos países, tales como USA, al crearse el dogma de que el ozono era tóxico y ocasionaba daño de cualquier manera como se administrara.

- En 1932, el Dr. Fish, dentista de origen suizo, publica los beneficios del O_3 en odontología al tratar caries dentales, y patenta el cytozon como uno de los primeros equipos para la aplicación dental.
- En 1957, el Dr. Hansler, médico alemán, patenta el primer generador de ozono basado en las experiencias del O_3 y los plásticos no resistentes.
  - En 1961, el Dr. Hans Wolf presenta y desarrolla las técnicas y beneficios de la autohemoterapia, la cual, hoy día, es el objetivo estándar de la ozonoterapia moderna.

Desde 1980, cuando el Dr. Renate Viebahn-Hansler escribe su texto clásico *El uso del ozono en Medicina*, y describe las diferentes aplicaciones y sus formas, sirvió para el continuo desarrollo de procedimientos y técnicas, todos basados en estas normas ilustrativas.

Durante los años venideros, se crearon muchas asociaciones y federaciones con el propósito de impulsar la ozonoterapia a nivel mundial, enfrentando las barreras económicas y de otros intereses que afectaban su desarrollo científico.

En 2010, se describen algunas recomendaciones basadas en experiencias continentales sobre la forma y manera de la aplicación y administración del O_3, tratando de estandarizar la práctica, pero a la vez, organizaciones con características geofísicas, poblacionales, nutricionales y culturales que las identificaban, promovieron sus propias recomendaciones, a fin de pensar en los pacientes de cada una de esas naciones y en el beneficio de la práctica de la ozonoterapia, más que en el protagonismo particular.

Gracias a esta iniciativa, la ozonoterapia tomó otro rumbo, sustentado en el aporte de cada uno de los miembros de estas nuevas organizaciones científicas, tales como FILAOT, WOF, AMOS, AAO, y todas aquellas sociedades científicas y asociaciones de países latinos y centroamericanos, entre otras tantas.

Se destacan sociedades académicas dedicadas a la formación de médicos, odontólogos y veterinarios que se especialicen en esta práctica en muchísimos países, tanto en Europa, así como en América, Asia y África.

En sí, ya en estos cuatro continentes se encuentran estos especialistas, quienes con la preparación adquirida durante gestiones docentes y demostrativas presentadas en eventos de carácter mundial, internacional y local han logrado capacitarse en esta aplicación médica, y se han venido destacando al presentar luego sus resultados en pacientes beneficiados por el ozono medicinal.

Pudiésemos destacar sociedades tales como la cubana, mexicana, argentina, chilena, americana, venezolana, alemana, brasileña, colombiana, rusa, italiana, china, japonesa, hispanoamericana con sede en USA, española, costarricense, y así muchísimas otras más que siguen creándose en países diversos, extendiéndose esta formación cada vez más.

En cuanto a los trabajos publicados, no hay más nada más importante que referirlos a las páginas de Pub-Med para que soliciten el tipo de trabajo sobre la materia o tema a indagar, encontrando allí detalles de autores dedicados a la investigación y publicación de sus investigaciones, así como las experiencias en cuanto a los resultados de sus aplicaciones en diversas entidades patológicas.

De las sociedades a destacar está la Academia Americana de Ozonoterapia, con una excelente organización y orientación docente conducida actualmente por el Dr. Frank Shallenberger; la AMO, en México, conducida por mi buen y distinguido amigo Dr. Froilán Alvarado; en España, la AMOS, presidida y fundada por el Dr. Juan Carlos Pérez Olmedo, y mis consideraciones y disculpas a todos los demás que no he mencionado, pero se quedarían cortas estas líneas ante tanta gente honorable y capaz que ejerce actualmente.

Es importante y vital saber y conocer cómo se obtiene el ozono medicinal para la práctica médica. Sabemos que lo podemos obtener a través de una descarga eléctrica de la naturaleza por la radiación de los rayos UV, por un proceso electrotérmico o por un generador de ozono con características muy particulares.

Este generador de ozono debería tener de 2 a 4 tubos de alto voltaje conectados en series a un programa electrónico capaz de lograr voltajes que oscilen entre 4,000 a 13.000 V. Entre estos 2 a 4 tubos unidos en serie, se genera un campo eléctrico y, al pasar el oxígeno a través de este campo, las moléculas de O_2 se descomponen en átomos, los cuales reaccionarán con tendencia a unirse para formar un átomo de tres moléculas, el cual será el ozono. **El espacio entre el alto voltaje y el piso de electrodos crea un campo energético llamado corona.** Estos son los mejores generadores de ozono.

El voltaje aplicado y la velocidad con que el flujo de oxígeno entre a ese campo determinará el nivel de concentración del ozono producido. Esto nos informa que a mayor voltaje y menor flujo de oxígeno pasando por el campo eléctrico, mayor será la concentración de ozono obtenido; y a menor voltaje y mayor flujo, pues la concentración será menor.

De manera que podemos concluir que la concentración de ozono a determinar u obtener dependerá de:

1.- El voltaje, pues indicará que esta concentración se incrementará con variaciones de voltaje.

2.- Del espacio entre los electrodos o tubos, lo cual modulará el incremento gradual en la concentración del ozono a obtener.

3.- Del flujo de oxígeno expresado siempre en litros por minuto, y esto explica por qué la concentración del ozono obtenido es inversamente proporcional al flujo de oxígeno que entra al generador.

Al final, tendremos el ozono medicinal, el cual, basado en los criterios anteriores nos dará base para el cálculo de la dosificación a aplicar dependiendo de las patologías diversas, y este ozono será expresado en microgramos por mililitros (mcg/ml).

Un ejemplo hecho por el Dr. Bocci demostró que un volumen de sangre de 100 ml mezclado a una concentración de ozono obtenida de 40 mg/ml nos dará una idea de la dosis a aplicar al paciente según la siguiente fórmula: 100 x 40 = 4.000 mg o 4,0 mg, y siempre hay que recordar que la concentración de ozono es inversamente proporcional al caudal, o sea que un flujo más bajo o lento producirá una concentración más alta.

El mismo autor decía que un buen ozonoterapista con un generador de ozono de poca confiabilidad en manejar el oxígeno para obtener la concentración adecuada de ozono, no podrá aplicar una eficiente ozonoterapia.

Un generador de ozono ideal deberá dar u ofrecer concentraciones desde 1 a hasta 70 o 100 mcg/ml y tener un campo de descarga tipo corona. Por ello es que hay que tener en cuenta siempre que la salida de un gas ozono ideal estará afectada por el voltaje que se use, el espesor de los tubos de vidrio del generador y el tipo de vidrio usado, la frecuencia de las chispas eléctricas, la brecha o espacio de las chispas y el flujo de O_2 que pasa a través del generador.

Muchos supuestos empresarios ávidos por vender generadores medicinales de ozono no cumplen con estas características físicas y ofrecen generadores de pésima calidad en la verdadera producción de ozono medicinal, conllevando esto a errores graves procedimentales que no ayudarán a la solución de patologías tratadas con estos aparatos y, por el contrario, abonan el terreno a los detractores de la ozonoterapia médica, y con razón.

Siempre debemos recordar que los cientos de enfermedades diferentes nombradas por la medicina alopática y la ortodoxa no son más que síntomas de una causa subyacente. Esa causa, como lo demuestra el dos veces ganador del Premio Nobel Dr. Otto Wartburg, es la hipoxia o el mal uso del oxígeno a nivel celular.

Esta es la causa de la enfermedad degenerativa (artritis, aterosclerosis, esclerosis múltiple, reumatismo, cáncer, etc.). El ozono trata y previene la mayoría de las enfermedades transmisibles (paperas, sarampión, gripe, cólera, fiebres tropicales, etc.). El uso regular de ozono puede proporcionar altos niveles de inmunidad a las enfermedades más comunes.

Por ejemplo:

Inactivación de bacterias, virus, hongos, levaduras y protozoos. La ozonoterapia interrumpe la integridad de la envoltura celular bacteriana a través de la oxidación de los fosfolípidos y lipoproteínas.

En los hongos, el O_3 inhibe el crecimiento celular en ciertas etapas.

Con los virus, el O_3 daña el cásido viral y altera el ciclo reproductivo, al interrumpir el contacto virus-célula con la peroxidación. Los recubrimientos enzimáticos débiles en las células que las hacen vulnerables a la invasión por virus, las hacen susceptibles a la oxidación y eliminación del cuerpo, que luego las reemplaza por células sanas.

Capítulo II

Aspectos bioquímicos básicos relacionados con el ozono y el cuerpo humano. La utilización adecuada del oxígeno-ozono. La función de la mitocondria. Importancia de la glucólisis, la neoglucogénesis, ciclo de Cori. Especies reactivas del oxígeno (ROS) y productos de peroxidación lipídica (LOP). Mecanismos de acción del ozono.

Vamos a considerar aspectos muy importantes relacionados con la bioquímica elemental, específicamente en cuanto a la actividad del ozono.

Para ello, recordemos algunas características generales del ozono y sus propiedades al entrar en contacto con los líquidos biológicos o plasma sanguíneo y con las células sanguíneas en sí. Tengamos en cuenta que es un gas muy inestable, de color azulado perceptible en el ambiente por su olor cuando sus concentraciones así lo permiten, que se disuelve rápidamente en agua y se convierte en oxígeno, con una composición de tres átomos de oxígeno, lo que lo convierte en una estructura oxidante de alto poder y que no se puede almacenar o guardar por periodos mayores a 5 minutos, pues ya su descomposición a oxígeno se inicia de manera irreversible.

Se ha demostrado su rápida descomposición en la solución salina fisiológica a temperatura ambiente a los 5 minutos de casi el 20 %, y a los 10 minutos de casi el 40 %. Puede oxidar de manera directa o indirecta, despertando así los mecanismos que generarán las diferentes reacciones a nivel plasmático o a nivel celular.

Si oxida de manera directa cuando es aplicado en nuestro organismo, terminará finalmente en su máxima oxidación orgánica induciendo a la producción de ozónidos, peróxido de hidrógeno, aldehídos y peróxidos puros.

Estos elementos, el anión superóxido y el peróxido de hidrógeno, han sido identificados como elementos altamente nocivos para la función celular, pero dicho concepto es erróneo, pues estos radicales son esenciales para el normal funcionamiento celular. Juegan un importantísimo rol en la transformación proteica más que en la provocación de un daño o inactivación.

Los productos anteriormente mencionados van a actuar secundariamente, cumpliendo tareas de activación de enzimas que estimularán a mediadores químicos, y estos, a su vez, generarán una respuesta del sistema inmunológico ante situaciones orgánicas que deterioran al organismo. Es sencillo de entender: estimulo mi sistema inmunológico mostrándole un agresor benéfico —el ozono—.

Como un efecto directo encontramos que, al entrar en sangre, el ozono se disolverá en el plasma, reaccionando de inmediato y atrayendo a los antioxidantes naturales, pero al manejar concentraciones adecuadas y de acuerdo a la patogenicidad u objetivo que deseamos atacar o controlar, se dará origen a la formación de ROS y LOP, quienes en sí serán los responsables del efecto antioxidante generado por el ozono circulante, pues han despertado a mensajeros biológicos que, a su vez, estimularán a nivel celular los diferentes mecanismos enzimáticos que cumplirán su acción antioxidante generada por el ozono.

Por ejemplo, oxidación directa: reacción sobre las paredes de los gérmenes bacterianos o virales, o reacción de estimulación de mediadores del dolor e inflamación, o efectos indirectos como la producción de los ROS y LOP.

Es de vital importancia entender bioquímicamente este efecto, pues con esta misión el ozono induce a un estrés oxidativo final que generará la activación de funciones biológicas de la célula que estaban inhibidas o dormidas.

Sabemos que las proteínas, aminoácidos y ácidos grasos no saturados poseen características bioquímicas de sus enlaces (dobles y triples), y son los constructores de las membranas celulares por esos complejos lipoproteicos. El ozono va a reaccionar con esos complejos de las membranas celulares cuando sea administrado en cantidades adecuadas, y producirán los mensajeros de la antioxidación, como los ozónidos, los peróxidos, etc. En pocas palabras, el peróxido y sus compañeros son unos mensajeros inductores de la antioxidación que el ozono, a su debida concentración, ha generado.

Resumiendo, podemos decir:

En una fase temprana cuando el ozono se hace presente en el plasma sanguíneo, será atacado por los antioxidantes naturales, pero generará un aumento de las ERO o ROS encargadas de activar vías bioquímicas de defensa. Tardíamente, se formarán los POL, como los hidroperóxidos, el malondialdehído, el 4-HN y el peróxido de hidrógeno propiamente dicho.

Este ozono reaccionará iónicamente con los dobles enlaces, produciendo peróxidos que serán conocidos como OZÓNIDOS, los cuales generalmente están formados de lípidos de cadena corta que se encuentran estructurando las membranas celulares, los mismos no han sido identificados, pero se conoce que pueden estar allí por días o semanas hasta penetrar la célula y reaccionar dentro de ella de manera selectiva. Su principal papel será OXIDAR el NADH a NAD y, de esta manera, afectará el equilibrio fisiológico de la razón 700/1. Acá es cuando la ozonoterapia expresa su mejor papel al actuar sobre ese NADH oxidado, estimulando su recuperación.

Los ozónidos incrementarán la capacidad de almacenamiento de los antioxidantes, la disociación de la oxihemoglobina, la presencia de óxido nítrico y la hemoxigenasa-1, y serán un ideal estimulante metabólico. Por esto, se puede resumir que tendrán los siguientes efectos:

- Mejorará la utilización del O_2 incrementando la presencia y producción de la ACoA y, por ende, la producción de ATP
- Incrementará o mejorará la diferencia entre PaO_2 y PvO_2
- Mejorará la característica distensible de la membrana del eritrocito
- Incrementará la producción de citocinas
- Ayudará a la liberación de los factores de crecimiento plaquetarios, tales como: PDGF-b, FGF-b1, IL8 y EGF.

En cuanto a los POL, estos serán los responsables de los efectos terapéuticos del ozono tardíamente.

En pocas palabras, el estrés oxidativo temporal será suficiente para despertar funciones biológicas celulares inhibidas o deprimidas, sin causar efectos negativos al paciente que reciba esta aplicación en sus correspondientes concentraciones y dosis.

Para aclarar aún más, dedicaremos unas líneas a los ROS y a los POL.

Es importante recordar de entrada estos conceptos. El estrés oxidativo causado por los radicales libres, realmente conduce a enfermedades crónicas, pero en lo particular, coincido con autores que determinan que no es por el exceso de radicales libres en sí, sino por la deficiente capacidad y cantidad del *buffer* de antioxidantes que deberíamos tener.

Por ello, hay que considerar siempre que la terapia con ozono no debe apuntar a la reducción de oxidantes presentes en nuestro organismo, sino apuntar más a la estimulación y síntesis de enzimas antioxidantes y, gracias a la dosis correcta, es lo que hará el ozono, trayendo resultados beneficiosos.

Qué son las ROS y los POL

Las especies reactivas del oxígeno son unas estructuras biológicas moleculares generadas por el estrés oxidativo de la célula, señaladas estas por ser las responsables del daño celular directo, pero también por actuar como mensajeros directos dentro de la célula modulando las vías de transducción de señales, o sea, enviando señales para la activación de enzimas que combatirán la oxidación en sí. Los POL y el H_2O_2, generados por la descomposición del O_3, se comportan como moléculas señalizadoras de estrés, lo que mejora el equilibrio energético celular y el sistema inmune, en beneficio de enfermedades como son la psoriasis, el asma y la artritis reumatoide.

El estudio de estas especies cada vez llama más la atención de científicos dedicados al estudio del estrés oxidativo y su relación con una serie de enfermedades originadas por un desbalance celular, siendo estas especies culpables de esta situación. Por ello aparecen las explicaciones de cómo substancias antioxidantes son responsables de controlar estas situaciones o desórdenes, y también cómo diferentes medicamentos con su capacidad antioxidante pueden generar beneficios al controlar estos desórdenes producidos por las ERO.

Las ERO más conocidas o de interés biológico son:

- Radical hidroxilo (OH), el cual se forma a partir del O_2 y del H_2O_2. Este radical suele reaccionar con los ácidos grasos poliinsaturados, los cuales son los elementos (fosfolípidos) más importantes en la construcción y formación de las membranas de las células. Es un radical altamente lesivo.
- Radical anión superóxido (O_2. -), también se forma a partir del O_2, y a su vez, se dice que es producido por reacciones de oxidación y por enzimas específicas. Este radical es disminución del glutatión,

y al reaccionar con la enzima **superóxido dismutasa,** generará H_2O_2.

- Óxido nítrico (NO), este radical se forma cuando la enzima óxido nítrica sintetasa actúa sobre un aminoácido llamado L-Arginina. Tiene un efecto relajante en el endotelio vascular, y es allí donde ocurre esta transformación.
- Peróxido de hidrógeno (H_2O_2), el cual se forma cuando la dismutasa actúa sobre el O_2. Este elemento es capaz de alterar el ADN y termina formando radicales hidroxilo.
- Solo la **GPOX y la catalasa** son los posibles removedores de este radical. Hay que recordar siempre que la acción oxidante potente de este radical se generará cuando haya metales de transición. (Fe_2, o Cu+). Tiene una vida media prolongada en comparación con otros radicales libres y será convertido en agua gracias a la acción de la GPOX.
- Ácido hipocloroso (HOCI), antioxidante de gran potencia que se forma gracias a la acción de los neutrófilos cuando atacan un proceso inflamatorio. La vitamina C (ácido ascórbico) es un contraatacante enérgico de este radical.
- Es importante tener en cuenta que muchas enfermedades, como el cáncer, diabetes, HIV, párkinson, son derivadas de una ruptura del equilibrio celular entre las ROS y los mecanismos de defensa antioxidantes, lucha que, al desbalancear hacia las ERO, causan estos daños celulares por la tendencia a la oxidación y destrucción celular.

Los ROS, como el anión superóxido (O_2•–), peróxido de hidrógeno (H_2O_2) y los radicales hidroxilos (OH•) son generados en respuesta a agentes exógenos, tal como el ozono en sangre, o mayoritariamente por vías endógenas del metabolismo celular, como la cadena de transporte mitocondrial, la NAD(P)H oxidasa de la membrana citoplasmática, la citocromo P450 reductasa, etc.

La superóxido dismutasa (SOD) transforma el O_2•– en H_2O_2, y este es degradado principalmente a H_2O por las enzimas glutatión peroxidasa (GSH px) y catalasa. Se ha comprobado que después de una aplicación seriada de autohemoterapia mayor, estas enzimas incrementan sus niveles en plasma en un 67 %. Hay que recordar que mediante la reacción de Fenton o Haber-Weiss, el H_2O_2 es capaz de formar OH•, **un radical altamente reactivo**.

Mencionemos que el ozono también estimula la producción de superóxido dismutasa, catalasa y glutatión peroxidasa, que son las enzimas en la pared celular que protegen la célula del daño de los radicales libres, por lo que el ozono realmente ayuda a prevenir el daño de los radicales libres.

Los POL

Los productos de oxidación lipídica son sencillamente aquellos ácidos grasos insaturados que con facilidad son agredidos por un radical libre tipo HO, con la consecuente oxidación de estos que genera una reacción en cadena que una vez iniciada es muy difícil, aunque no imposible, de detener.

Estos radicales libres (radicales lipídicos) suelen tomar un átomo de hidrógeno de estos ácidos grasos y generar la conocida peroxidación lipídica o POL. La tendencia es la oxidación de los ácidos grasos insaturados y de la mayor parte de los fosfolípidos de la membrana de las células que alteran la permeabilidad de esta y conduce a serias y graves consecuencias que pudiesen terminar en su destrucción. Esos procesos de peroxidación formarán a los causantes de estas agresiones celulares y son conocidos como:

- Malondialdehído
- 4-hidroxiquenol

Estos elementos son capaces de inactivar enzimas, alterar la permeabilidad de la membrana celular y alterar la capacidad de la permeabilidad del calcio, aumentando esta permeabilidad y alterando la osmosis celular con tendencia a la destrucción de la célula.

En presencia del ozono, estos POL son generados al contacto con el O_3 y tienen tendencia a elevarse, pero se debe entender que su presencia por encima de sus niveles séricos solo será un estímulo para despertar, entre otras enzimas antioxidantes, a la superóxido dismutasa, enemiga número uno de los radicales libres.

Sin embargo, la creencia común hoy en día es que "los radicales libres son malos, desagradables, dañinos para el cuerpo humano". ¡No es cierto! Los radicales libres son necesarios para el funcionamiento y la nutrición del organismo humano. Solo la proliferación excesiva de radicales libres innecesarios para la función metabólica y la nutrición son los que a menudo son perjudiciales para el organismo humano. Todo extremo es malo, y ese es uno de ellos.

La adecuada utilización de oxígeno

Se ha demostrado que la condición común de todas las enfermedades degenerativas y envejecimiento tienen que ver con una disminuida utilización del oxígeno. Cuando la utilización de este es ideal, las células tienen toda la energía que necesitan; sin embargo, si la utilización del oxígeno de manera progresiva comienza a alterarse, damos paso a las primeras etapas de las enfermedades crónicas y del envejecimiento.

El bioquímico alemán Dr. Otto Wartburg descubrió la causa del cáncer en 1923, y gracias a esto recibió su primer Premio Nobel en 1931. Demostró que cuando el nivel de oxígeno disponible para la célula cae por debajo del 40 % de lo normal, la célula, con el fin de sobrevivir, comienza a fermentar el azúcar anaeróbicamente, y el crecimiento de las células cancerosas se apoya en la fermentación que sólo se puede iniciar en ausencia relativa de oxígeno.

Según el doctor Frank Shallenberger, el proceso que envuelve la utilización del oxígeno se resume a lo siguiente:

- Los carbohidratos y las grasas tomados de la dieta son procesados por el hígado a glucosa y ácidos grasos. Estos sustratos energéticos son almacenados.
- Según las necesidades básicas, estos ácidos grasos y glucosa son reducidos y transferidos a las células para la consecución de la energía diaria.
- Dentro de las células, estas moléculas son convertidas vía ciclo de Krebs a acetil coenzima A, siempre y cuando tengamos la adecuada cantidad de oxígeno para garantizar esa vía aeróbica.
- La acetil coenzima A es procesada en el ciclo del ácido cítrico y los átomos de hidrógeno presentes en los ácidos grasos y la glucosa serán transferidos a la nicotinamida adenina dinucleótido. (NAD)
- La NAD entonces libera los átomos de hidrógeno dentro de la mitocondria a través de la cadena de transporte de electrones, y estos átomos son combinados con oxígeno para formar agua.
- Por último, la energía es liberada y capturada bajo la forma de la molécula ATP.

Si esto no se cumple, iniciaremos el comienzo de las enfermedades degenerativas y el proceso de envejecimiento del organismo.

Una combinación de acciones entre la liberación incrementada de radicales libres y una disminución de la capacidad de los antioxidantes con una mala utilización del oxígeno iniciarán los procesos degenerativos celulares. La propia disminución de la utilización del oxígeno causará la caries mitocondrial a través de la conocida hipoxia funcional de la célula.

Esta lesión o caries mitocondrial permitirá una fuga de electrones fundamentales de la célula, y esta pérdida de electrones, sumada al incremento de la generación de radicales libres resultará entender la caries mitocondrial. Cuando la caries mitocondrial llega a un punto crítico, sencillamente el paciente enferma y muere. Por esto es importante mantener una vía aeróbica adecuada y suficiente a fin de evitar daños graves ya explicados. Muchos factores se asocian, coinciden o actúan para favorecer una mala utilización del oxígeno, tales como una lipólisis disminuida, una disminución de los ácidos grasos y su metabolismo, deficiencias nutricionales, deficiencia hormonal, estrés, isquemia, inflamación, disminución de la capacidad cardiovascular en ejercicio e hipoglicemia.

Se concluye que una disminución de la capacidad de enzimas antioxidantes, de su almacenamiento y de su síntesis derivada de la no adecuada utilización del oxígeno, conducirá al incremento de la presencia de radicales libres, lo cual, sumado a una alteración de la presencia de enzimas antioxidantes para poder frenar esta alteración, permitirá la nutación del ADN mitocondrial conduciendo, a su vez, a la lesión de la membrana mitocondrial al afectarse los lípidos de dicha membrana, lo cual permitirá, posteriormente, el establecimiento de una presencia mayor de radicales libres, deterioro mitocondrial severo, envejecimiento, enfermedades y, por último, la muerte celular.

Por ello es vital ir en contra de todos aquellos factores mencionados en la cooperación de estados patológicos derivados de la mala utilización del oxígeno. Recordemos que el oxígeno será el responsable a nivel mitocondrial de bombear los protones al espacio intermembranoso de la mitocondria, permitiendo su reentrada para poder convertir el ADP en ATP, es decir, en energía. Por lo tanto, se debe entender que la mitocondria requiere de O_2 para producir el ATP necesario.

Desde acá debemos irnos familiarizando con los términos de capacidad aeróbica, la cual se define como la máxima cantidad de oxígeno que el organismo puede utilizar para garantizar por esta vía la producción de energía antes de ir a la vía anaeróbica, la cual terminará con la producción del ácido láctico y sus consecuencias.

La importancia de conocer un poco de la glicólisis (o glucólisis), y de la neoglucogénesis.

Relación con el ozono en plasma.

La glucólisis es la interpretación de cómo la glucosa es transformada en energía a través de los diferentes pasos ligados a enzimas convertidores. Veremos de manera práctica cómo esta glucosa, dependiendo de las concentraciones de oxígeno disponible, es transformada finalmente a piruvato, y de allí, su futuro para ir al ciclo de Krebs o al ciclo de Cori.

La glucosa es fundamental para garantizar el trabajo celular de órganos tales como cerebro, hígado y riñón. Veamos qué ocurre con ella cuando generosamente es llevada a la célula para su utilización:

- **Glucosa** en sangre
- Entra a la célula y gracias a la hexoquinasa (músculo) o glucosa quinasa (hígado) se transforma en **glucosa 6 fosfato**. Acá se consume un fosfato de ATP a ADP
- Esta será transformada en **fructosa 6 fosfato** por una fosfato hexoquinasa
- Esta será llevada a **fructosa 1-6 bifosfato** gracias a la fosfofructoquinasa. Acá se consume otro ATP a ADP
- Esta será convertida en **gliceraldehído 3-fosfato y en dihidroxi aldehído fosfato** gracias a una aldolasa. Estas pueden revertirse una por otra gracias a la acción de la triosa fosfato isomerasa, pero será sólo la forma de gliceraldehído 3-fosfato la que seguirá el curso de la glucólisis

- La última será convertida en **1-3 bifosfoglicerato** gracias a la glicero 3 fosfato deshidrogenasa
- Seguirá la anterior a convertirse en **3-fosfoglicerato** por la acción de una fosfogliceroquinasa. Acá se libera un fosfato y se produce un ATP de un ADP
- A su vez, se convertirá en 2-fosfoglicerato por una fosfoglicerato mutasa
- Este seguirá la conversión a **fosfoenol piruvato** gracias al apoyo de una enolasa
- Y finalmente, tendremos al **piruvato** gracias a una piruvato quinasa, formando otro ATP de un ADP. Esta irá a la mitocondria dependiendo de la suficiencia de O_2.

Es muy importante recordar que el cuerpo quema azúcar para obtener oxígeno y funcionar, proporcionando energía para el rendimiento normal de nuestro organismo. Los productos de desecho que de esta combustión se generarán son dióxido de carbono y agua.

Si no hay suficiente oxígeno a nivel celular, la combustión estará incompleta y se formará monóxido de carbono y ácido láctico. El cuerpo no puede deshacerse fácilmente del monóxido, y eso evita que la hemoglobina recoja oxígeno fresco, por lo que la temperatura corporal se reduce. El ácido láctico se acumulará en el sistema, obstruyendo las vías nerviosas, eventualmente calcificando y causando degeneración. Se requiere más oxígeno para entrar y oxidar estas toxinas, pero si no está disponible, se acumulan.

Acá, dependiendo de la capacidad y presencia de suficiente O_2, iremos por la vía aeróbica a la producción final de acetil coenzima A y energía, pero si la depleción de oxígeno se hace presente, entonces derivamos a la vía anaeróbica, donde el producto final será el ácido láctico.

Si el piruvato va a la mitocondria y esta vía está en condiciones ideales por la adecuada utilización del oxígeno presente, entonces ocurrirá lo siguiente:

El piruvato será convertido en oxaloacetato gracias a una pirúvico carboxilasa que le favorece con la integración de CO_2 y, posteriormente, se convertirá en malato, el cual será llevado fuera de la mitocondria al espacio intersticial; a su vez, se dará inicio de la reconversión a glucosa por la vía retrógrada a la glucólisis, hasta llegar al retículo endoplásmico donde será beneficiado por la glucosa 6 fosfatasa para su posterior conversión a glucosa y llevada al torrente sanguíneo y, de nuevo, a los depósitos de glucosa hasta los nuevos requerimientos.

Todo un proceso de ganar - ganar.

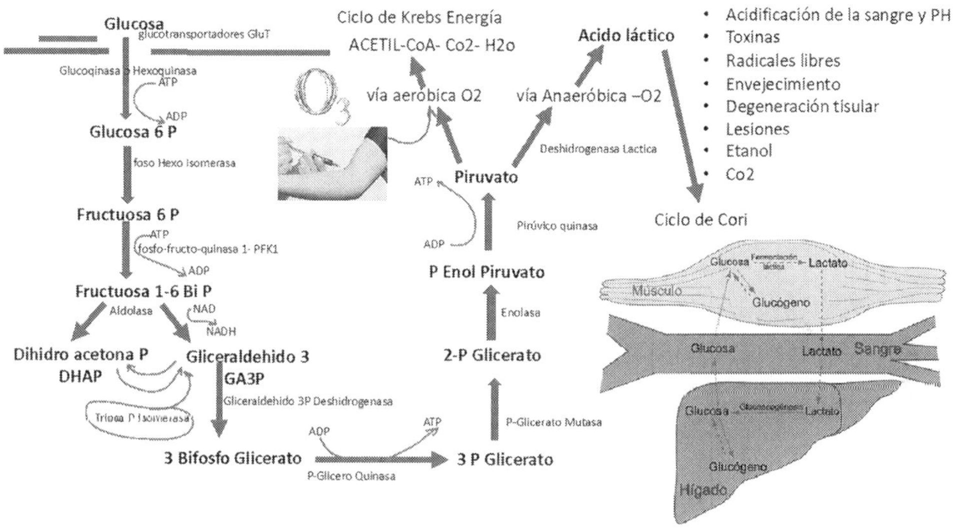

De no tener la suficiente cantidad de oxígeno, veamos acá cómo se deriva la posibilidad de la utilización del ácido láctico producido por la desviación del trabajo aeróbico hacia la vía anaeróbica, apreciando que el ácido láctico producto de la descomposición del piruvato será el culpable de los siguientes aspectos: la acidificación de la sangre, poca oxigenación de tejidos, dolor, fatiga, desmejoramiento del trabajo celular, lesiones, degeneración celular, entre otros.

Este ácido láctico pasará a la sangre y será llevado al hígado, donde gracias a la neoglucogénesis será convertido en glucosa de nuevo, pero consumirá, mientras tanto, el glucógeno almacenado para restituir el déficit de glucosa que pudiese ser utilizado durante esta desviación.

Si los niveles de O_2 a través de la cooperación de la presencia del O_3 en el plasma y su desintegración a O_2 mantiene esos niveles como un banco de depósito temporal, además de la activación de las correspondientes enzimas antioxidantes, pues estaremos dando un total de productos que sólo orientan a la conservación mitocondrial, a la adecuada utilización del oxígeno coadyuvada por todos aquellos otros factores de apoyo que mencionamos en parágrafos anteriores relacionados con la adecuada utilización del oxígeno.

Tomemos en cuenta que el 2,3 difosfoglicerato (2,3DFG), producto de la oxidación de NADPH a NADP maneja a través del ciclo de las pentosas, y que esta enzima es vital para la disociación de la oxihemoglobina de la siguiente manera:

$$\text{Hgb-}O_2 + 2{,}3\text{DPG} = \text{Hgb-}2{,}3\text{DGP} = O_2$$

La sangre almacenada siempre producirá entonces 2,3DPG después de su exposición al ozono.

Recordemos entonces que el 2,3-difosfoglicerato facilita la liberación de oxígeno a los tejidos. Este ciclo es parte de la vía Embden - Meyerhof y tiene por finalidad evitar la formación de 3 – fosfoglicerato y ATP.

El DPG está presente en el eritrocito en una concentración de 1 mol BPG/mol de hemoglobina, y se une con fuerza a la desoxihemoglobina, manteniendo a la hemoglobina en estado desoxigenado facilitando la liberación de oxígeno. El incremento en la concentración de difosfoglicerato facilita la liberación de oxígeno a los tejidos mediante la disminución en la afinidad de la hemoglobina para el oxígeno.

Recordemos que, el NADPH2 se oxidará en NAD, y este paso conducirá al aumento de la concentración de 1,3-difosfoglicerato, y este, a su vez, incrementará las concentraciones de 2,3 DPG, el cual es el responsable directo del efecto sanador del ozono, ya que facilita que se desprenda oxígeno de la Hb oxidada.

Esta sería la manera: HbO_2+2,3DPG-------Hb2,3-DPG + O_2

De este modo, el eritrocito cuenta con un mecanismo interno para la regulación del aporte de oxígeno a los tejidos. Pero pudiésemos reconstruir estos conceptos explicando cómo serían los diferentes mecanismos de acción del ozono, a título de lograr que puedan resumir estos aspectos que seguirán siendo motivo de consulta durante los demás capítulos de este libro, y así podrán siempre tener en mente cómo actúa el ozono en sus diversas aplicaciones.

Mecanismo de acción

Una cascada endógena se inicia al comenzar el uso de la terapia con el $O_{3.}$ En respuesta, se induce una tensión de los sustratos biológicamente activos que se liberan, y debido a la capacidad del O_3 para disolverse en el componente acuoso del plasma, este puede causar estrés oxidativo. El peróxido de hidrógeno y las especies reactivas (ROS) se formarán cuando el O_3 reaccione con el agua y los ácidos grasos poliinsaturados. Si se inhala (lo cual no debería pasar), el O_3 reacciona con ácidos grasos poliinsaturados que se encuentran en la capa de revestimiento alveolar.

Una mezcla de productos de ozonización lipídica (LOP) también se forma simultáneamente como malondialdehído, lipoperóxidos radicales, hidroperóxidos, isoprostanos, 4-hidroxinonenal y alkenalos. La activación del factor transcripcional que media el factor nuclear - eritroide 2-relacionado con el factor 2 (NRF2) se aumenta con el estrés oxidativo moderado causado por el O_3.

El papel de NRF2 es activar la transcripción de los elementos de respuesta antioxidante. Una variedad de enzimas antioxidantes alcanza un mayor nivel de concentración tras la introducción de elementos de respuesta antioxidante, y algunos de los antioxidantes incluyen glutatión S-transferasa (GST), catalasa (CAT), hemo oxigenasa (HO)-1, superóxido dismutasa, glutatión peroxidasa, proteínas de choque térmico y quinona oxidoreductasa.

Los efectos antioxidantes y antiinflamatorios del ozono implican la activación de Nrf2 y, por lo tanto, se considera como un factor clave para la eficacia de los tratamientos con ozono. La mayoría de estas enzimas juegan un papel como carroñeros de radicales libres en una serie de enfermedades.

Dependiendo del estado de redox de la célula y la cantidad dada, el O_3 y otros gases médicos, como el óxido nítrico y el monóxido de carbono, tienen un doble efecto, el O_3 sobreexpresa la HO-1 o proteínas de choque térmico (HSP) de 32 kPa que produce óxido nítrico.

Los niveles de expresión de Hsp70 son regulados por el O_3 que está relacionado con HO-1, por lo tanto, puede haber un papel en desarrollo en la terapia de enfermedades basadas en radicales libres. La hemo es degradada enzimáticamente por HO-1 y puede ser tóxica dependiendo del hierro libre, la cantidad producida y la sentina.

El biliverdin es un neutralizador de estrés nitrosativo y oxidativo basado en la capacidad de interactuar con especies reactivas de nitrógeno y ON (óxido nítrico). Se encontró recientemente que la respuesta de choque térmico proporciona un estado citoprotector durante el envejecimiento, en el cáncer, en trastornos neurodegenerativos e inflamación. A lo largo del espectro filogenético, las isoformas de HO se encuentran como reguladores de la homeostasis redox y sensores dinámicos del estrés oxidativo celular.

La hormesis es un mecanismo de defensa para los insultos oxidativos a múltiples sistemas de órganos, y el O_3 puede tener un papel en la hormesis mediante la regulación de los efectos proinflamatorios y antiinflamatorios de la formación de prostaglandina, que es de naturaleza similar al óxido nítrico (ON).

Oxigenación muscular

El papel de la terapia con O_3 se observó en los tejidos hipóxicos, aquellos en los que los tejidos estaban por debajo del nivel normal de un suministro adecuado de oxígeno.

Estudios han demostrado que la ozonoterapia puede cambiar el nivel de oxigenación en los músculos en reposo midiendo directamente la presión del oxígeno. A través de la autohemotransfusión, la ozonoterapia evita la toxicidad pulmonar por el estrés oxidativo, pues los efectos del O_3 están mediados por la rápida oxidación de sustancias sanguíneas.

El peróxido de hidrógeno y las lipoproteínas peroxidadas son especies reactivas de oxígeno que pueden activar la derivación de monofosfato de hexosa. La modificación de la carga se realiza mediante el aumento de malondialdehido y peroxidación lipídica, así como una mejora de la reología sanguínea y la flexibilidad de la membrana de eritrocitos. La colaboración de óxido nítrico, adenosina y prostaglandinas puede disminuir la resistencia vascular. Se presume que esto conducirá a la redistribución del flujo sanguíneo.

Lo anteriormente expuesto es apoyado por los datos recogidos en el estudio que muestra la correlación entre el cambio en la presión de la terapia postozono de oxígeno y la oxigenación inicial.

Otroposiblemecanismoparaexplicarlosresultadosdeesteexperimento consiste en el aumento en la producción de 2,3-difosfoglicilrato en eritrocitos, y la peroxidación lipídica de las membranas de glóbulos rojos se puede lograr con la activación de la derivación de monofosfato de hexosa. Ambos causarían un cambio hacia la derecha en la curva de disociación de oxihemoglobina, lo que, en última instancia, conducirá a un aumento de la liberación de oxígeno al tejido.

Acá presentamos unas láminas de muestra de antes y después de la ozonoterapia mayor, y las diferencias vistas a través de microscopio, donde se aprecia la gran diferencia de eritrocitos superdotados.

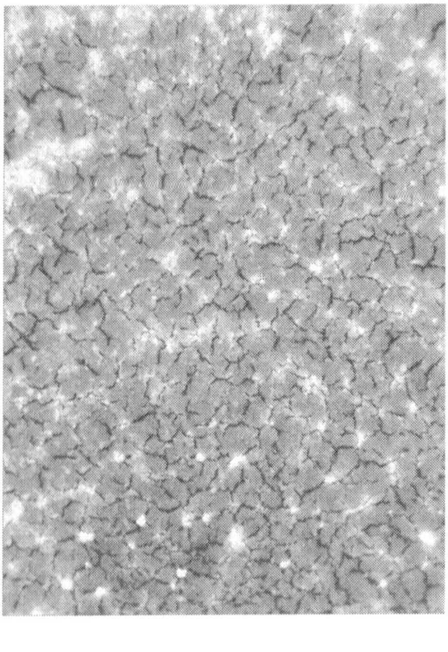

Muestra de sangre antes de la AHTM / Muestra de sangre después de la AHTMy

Se puede apreciar que después de la AHTMy, los eritrocitos aumentan su superficie y, por ende, su capacidad funcional.

Por ello, se entiende que hay una mejoría de la microcirculación sanguínea y de las propiedades reológicas de la sangre al aumentar la disponibilidad de más oxígeno aportado por la oxihemoglobina a las células, disminuyendo así la hipoxia local.

Cómo el O_3 ayuda a reparar los tejidos musculoesqueléticos (reparación de tejidos)

Cuando el O_3 entra en contacto con líquidos orgánicos como plasma, linfa, orina y saliva, interactúa altamente con todos los componentes tisulares. Puede reaccionar con antioxidantes, glutatión, cisteína, albúmina, ácido ribonucleico (ARN) y ácido desoxirribonucleico (ADN). Todos estos reactivos participan en el proceso de ozonación y en la formación de productos de oxidación de lípidos y ROS. Estas dos moléculas funcionan como reguladores bioquímicos de la inflamación y las concentraciones fisiológicas.

Los ROS se describen como una acción altamente inestable e inmediata con una vida media de menos de un segundo. Es común que los pacientes reporten la sensación de bienestar durante el curso de ozonoterapia, esto se debe a los LOP que estimulan el sistema nervioso central y el sistema endocrino, mientras que también mejora la producción hormonal, libera de neurotransmisores y mejora el metabolismo. Se demostró que el O_3 es capaz de promover la preservación y el aumento de los sistemas antioxidantes endógenos a través de un estudio realizado por *Re et al.*

Otro estudio que abordó la ozonación de los resultados de muestras plasmáticas ricas en plaquetas demostró el aumento de la interleucina (IL)-8. Este aumento de IL-8 permite que los leucocitos dejen la circulación en los tejidos para facilitar la fagocitosis de bacterias y tejido necrótico de úlceras.

Los resultados también mostraron un aumento en los factores de crecimiento, como el factor de crecimiento derivado de plaquetas (PDGF), IL, y la transformación del factor de crecimiento beta (TGFb-). *Lim et al.* demostraron que cuando las heridas dérmicas fueron expuestas al O_3, aumentó la actividad del factor nuclear kappa B, un importante inmunomodulador de la inflamación y la expresión de TGF-b, que es esencial para la remodelación del tejido.

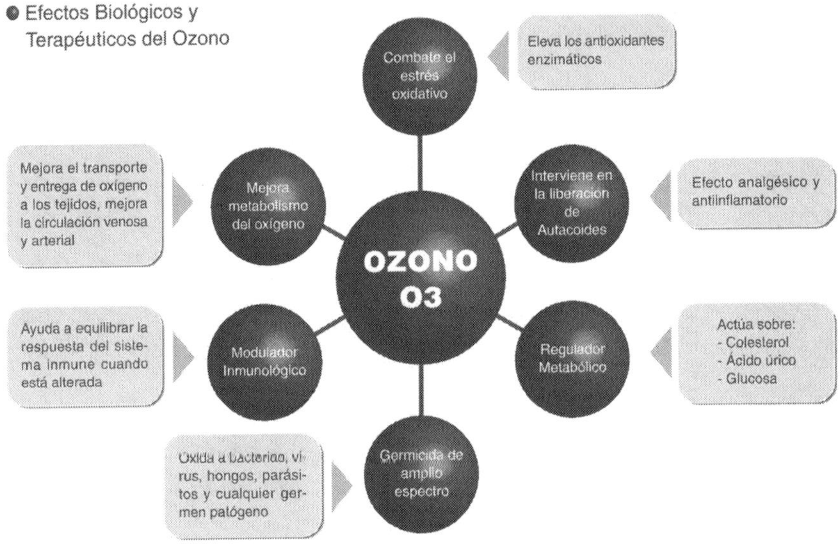

Capítulo III

La inducción metabólica del ozono y la acción del despertar de las enzimas biológicas por la ozonoterapia. El aerobismo y el anaerobismo, y la relación con la condición celular ideal.

Las enzimas liberadoras y su beneficio. El NAD y NADH.

Este capítulo está lleno de importantes datos relativos que explicaremos de una manera sencilla sin entrar en complicados estudios referenciales respetados por los lectores y seguidores, y por mí, sobre cómo el ozono, al entrar en contacto con el ser humano, inicia una serie de reacciones orgánicas destinadas al mejoramiento y preservación de cada célula de nuestro organismo que lo requiera o necesite.

La adecuada utilización del oxígeno es vital, así como el cuidado de los factores que apoyan a este proceso, con el fin de evitar el severo daño mitocondrial que terminaría en envejecimiento, deterioro irreversible y muerte.

Empecemos recordando que una vez que el O_3 que está en nuestro organismo generará la formación de ozónidos, entre ellos el H_2O_2, estos estimularán la creación de una serie de enzimas dedicadas a la neutralización de radicales libres dedicados a la oxidación orgánica y daño celular. El H_2O_2 es letal para las células bacterianas, ocasiona lisis de la pared celular, estallido y destrucción; los ozónidos también tienen una función muy importante al activar quinasas y factores de transcripción que inducen la síntesis de citocinas y factores de crecimiento.

Esas enzimas dedicadas a la neutralización de los radicales libres son:

- Superóxido Dismutasa (SOD)
- Catalasa (CAT)
- Glutatión peroxidasa (GSH-Px)
- Glutatión reductasa (GSH-R)
- Glutatión S transferasa (GSH-Str)

Estas son las enzimas liberadoras, según mi criterio personal, y las llamo así por las tareas que desempeñan cuando el O_3 inicia su trabajo en nuestro organismo. Estas se hacen presentes, según determinación por diferentes autores, en el músculo cardíaco, hígado, riñón, y en elementos formes de la sangre, como lo son los eritrocitos, fundamentalmente, además de otros tejidos, como el cerebral, muscular, etc.

Todas estas enzimas son capaces de formarse por el estímulo del O_3 y deshacerse posteriormente, y del H_2O_2 y de aldehídos, como se ha explicado en el segundo capítulo, producto estos últimos de la peroxidación lipídica de diferentes maneras, siendo una de ellas oxidar el glutatión GHS a GSSH, o sea, de la forma reducida a su forma oxidada. Siempre el O_3 liberará ROS y H_2O_2.

Se ha demostrado que el O_3 en sangre dentro de sus diferentes acciones estimula la formación de 1,3 difosfoglicerato, y este, a su vez, estimula la creación de 2,3 difosfoglicerato, el cual liberará el O_2 de la Hb oxidada y, además, será un factor vital en los efectos curativos del ozono, como veremos más adelante. Esto, por supuesto, favorecerá el aerobismo celular en el proceso de la glucólisis.

Otro aspecto de interés del O_3 como inmunomodulador ocurre durante la «microxidación» controlada que se produce tras su administración, cuyo «efecto vacuna» da como respuesta una activación favorable de los sistemas antioxidantes. El O_3 posee un efecto oxidativo controlado que estimula y regula la acción de enzimas antioxidantes: glutatión reductasa, glutatión peroxidasa, superóxido dismutasa.

Existen elementos del sistema antioxidante oxidados que requieren que sean reducidos a través de mecanismos conocidos como el ciclo de las pentosas o el ciclo de Krebs, como lo son el glutatión, ácido ascórbico y la vitamina E, y para ello se requiere que los sistemas reactiven metabólicamente la acumulación de NADH y NADHP 2. Esta restauración podrá ser activada gracias a la presencia de O_3 en sangre llevada a las células de nuestro organismo. Hay estudios que comprueban esta restauración, conocidos como quimioluminiscencia, pero no entraremos a describir estos por razones obvias.

Podemos concluir parte de este tema diciendo que la ozonoterapia genera un efecto antioxidante, siendo, de manera paradójica, un tratamiento oxidativo. El equilibrio entre la acción oxidante y antioxidante debe ser natural y lineal, pero si los aportes nutricionales y respiratorios así como la ejercitación física no son acompañados por esa adecuada utilización del oxígeno, se generará una excesiva producción de ERO, lo que conducirá a un estado OXIDATIVO que crecerá y generará la conocida destrucción o caries mitocondrial con las ya conocidas consecuencias: desgaste celular, pérdida de producción de energía biológica, envejecimiento, enfermedad y muerte.

En relación con los POL, sabemos de los ozónidos de Criegee, que no son más que la reacción de O_3 con productos insaturados, obteniéndose de igual manera los aldehídos, peróxido de hidrógeno e hidroperóxidos, los cuales a su vez serán atacados por enzimas que el O_3 ha despertado y, de esta manera, se reducirán a otros productos no oxidativos ralentizando su reactividad negativa para el organismo, o sea, la antioxidación enzimática iniciada por el O_3 ante la presencia de estos elementos, logrando su transformación para bien celular.

La glutatión transferasa, gracias a la presencia de glutatión como ayudante reductor, actuará sobre los ozónidos de Criegee, y se generarán aldehídos y glutatión bisulfuro (GSSG). Estos aldehídos obtenidos de esta manera serán a su vez metabolizados por el aldehído deshidrogenasa consumiendo NAD.

A su vez, los peróxidos y los hidroperóxidos serán metabolizados por la glutatión peroxidasa con el glutatión como cofactor, y este, a su vez, será recuperado por la glutatión reductasa.

El H_2O_2 será producto de consumo a cargo de la catalasa y de la glutatión, y de la glutatión peroxidasa a su debido tiempo y, por último, la superóxido dismutasa se encargará del anión superóxido llevándolo a H_2O_2 para continuar los procesos de antioxidación a cargo de las demás enzimas.

En conclusión, es todo un proceso de batalla contra los antioxidantes gracias al O_3 generador de estas enzimas liberadoras.

Hemos mencionado al NAD, o sea, a la nicotinamida adenina dinucleótido, la cual proviene de la niacina o del triptófano, y es en la cadena de electrones de la mitocondria donde se genera esta partícula de gran importancia para el adecuado funcionamiento de la bioquímica celular. El NAD será vital para la óptima utilización del O_2 y ya sabemos por qué. Les recuerdo que gracias a las deshidrogenasas, tendremos estas respuestas ante la oxidación, pero el NAD será el autor de que estas enzimas puedan existir.

Para resumir, ninguna de las reacciones energéticas de la célula usan directamente el oxígeno sin la presencia de estas enzimas, y estas dependerán, a su vez, de la presencia de NAD; este se generará, como dije, en la mitocondria, a través de la cadena de electrones, produciendo agua y ENERGÍA gracias al O_2 presente la oxidación del NADH (que es la forma reducida de NAD) a NAD.

Todo esto ocurre en la mitocondria siempre y cuando no se genere la caries o destrucción degenerativa de la misma. A más NAD, más eficiencia en la utilización del oxígeno, a menos NAD, menos eficiencia en el trabajo mitocondrial, pero no es solo la presencia cuantiosa del NAD, pues si la razón NAD/NADH, que debería ser 700/1, se invierte, entonces generaremos problemas, lo cual quiere decir que la producción de NAD es de vital importancia, y todo esto se determina en el contenido plasmático de la célula. La siguiente razón química deben recordarla siempre:

Oxígeno + NADH = NAD + Agua + Energía.

El NADH reducido es oxidado a NAD gracias al O_2 presente, y cuando el NAD es usado será reducido a NADH, por ello, cada vez que una molécula de NAD es reducida a NADH a nivel mitocondrial, se debe producir otra de NAD a fin de mantener esa relación NAD/NADH de 700/1 para mantener la proporción ideal de este substrato.

Pero ¿qué sucedería si por alguna alteración de la mitocondria esto no se da y se omite esta relación? ¿Qué pasaría si para convertir el NADH en NAD, donde el oxígeno no esté envuelto, se requiriera la cantidad ideal de NAD?

Esto se puede lograr, pero acarrearía serios cargos, y tal efecto solo indicaría el envejecimiento celular y el comienzo de la enfermedad.

Debemos recordar que los ozónidos que se forman cuando el O_3 entra en contacto con los lípidos y aminoácidos y penetran la célula, oxidarán el NADH a NAD, y esto incrementará la relación NAH/NADH. El resultado de esto será revertir el proceso que causó una disminuida utilización del oxígeno:

$$^*O_2 + NADH \text{ ------ } H_2O + NAD + ATP.$$

*Por la importancia que implica, esto lo volveremos a comentar más adelante.

Este proceso es la transaminación o conversión de algunos aminoácidos, tales como glicina, alanina e hidroxiprolina a piruvato, en cuyos procesos no se requiere de la presencia de NAD y se evitaría su consumo, pero se debe pagar un precio muy alto. Para que estos aminoácidos se hagan presentes en el organismo, se debe activar el cortisol, el cual se obtendrá del tejido muscular esquelético, lo cual explicaría la pérdida de masa muscular y la consecuente debilidad. Otra causa de la conversión de piruvato a ácido láctico es la tendencia a la acidificación de la sangre, lo cual será un substrato para el desarrollo y crecimiento de células malignas a su placer.

Insistimos, pues, en que las diferentes causas que implican una adecuada utilización del O_2 (por ejemplo, la falta de ejercicio físico, lipolisis y disminución del catabolismo de los ácidos grasos, deficiencias hormonales, estrés, hipoxia, inflamación, hipoglicemia, etc.), conducirán a una disminución de la producción del NAD.

Si estas se mantienen, la única manera de convertir el NADH a NAD para lograr una adecuada proporción de NAD/NADH, será por la vía de la transaminación o usando el sistema óxido reductasa de la membrana plasmática, conocido como PMOR (*Plasma membrane oxidoreductasa system*).

¿Cómo el ozono mejoraría esto?

Sencillo, el O_3 inicia la producción de ozónidos, y estos entran en contacto con los lípidos y aminoácidos de la membrana celular, permitiendo su entrada y generando reacciones de intercambio bioquímico, transformando el NADH y oxidándose a NAD con producción de H_2O y O_2 requerido para la función celular.

$$\text{Ozono ---- Ozónidos} + \text{NADH} = H_2O = \text{NAD} = O_2.$$

Esta acción de ozono es mejorada cuando se adiciona niacina, riboflavina o vitamina A, metilcobalamina o complejo B, ácido fólico y NADH vía oral.

Podemos concluir este tema diciendo que, según Shallenberger, cuando el oxígeno es incapaz de ser usado o metabolizado en la vía aeróbica por una disminución de la rata o relación de NAD/NADH (700/1), el resultado será una importante producción de radicales libres, y estos serán controlados por las correspondientes enzimas antioxidantes.

Este sistema de control ofrecerá un nivel seguro de radicales libres, manteniéndolos a un nivel de seguridad biológica siempre y cuando la utilización del oxígeno siga siendo la ideal. Uno de los más importantes sistemas de antioxidación a nivel del interior de la célula es el sistema glutatión-peroxidasa, el cual será el encargado directamente de parar en seco la actividad desgastadora de los radicales libres ya conocidos; una vez oxidado, este sistema de defensa se desgastará y su acción de destructor de radicales comenzará a disminuir de manera progresiva.

De igual manera, resumimos, a título de recordatorio, que el O_2 es también convertido en radicales libres, tales como óxido nítrico y aniones superóxido, y que cuando la adecuada utilización del O_2 pierde su eficiencia, se aumenta, y aunque su utilización sea excelente siempre habrá amenaza de daño mitocondrial. De manera que, mientras más sea la longevidad, más acumulación de daño a esta invalorable estructura. Esto explica el conocido envejecimiento. Esta acumulación de daño mitocondrial es la explicación de todas las enfermedades degenerativas y explica el porqué no podemos vivir para siempre.

Así que, de manera explícita, a mejor utilización de O_2 mejor relación de NADH/NAD, esto evitará la agresión mitocondrial y, por ende, alejará el prematuro envejecimiento y la aparición de enfermedades crónicas. **Esto puede ser revertido con la ozonoterapia.**

La ozonoterapia no solo actuará como 'varita mágica' en el mantenimiento de nuestra acción antilesión, también se debe preparar al paciente para que adopte una dieta balanceada, ejercicio físico dirigido, terapia de reemplazo hormonal (de ser necesario), control de estrés, reducción de café y alcohol, controlar el mal sueño e, inclusive, una buena detoxificación de metales.

Sin embargo, recordemos que podemos ayudar en la función mitocondrial con los siguientes soportes:

- L-carnitina: 1-3,000 mg
- Tiamina: 1-2,000 mg
- CoQ10: 1-200 mg
- Niacinamida: 400 mg
- Niacin: 100-500 mg
- Riboflavina o vitamina A: 1-200 mg
- Magnesio: 4-800 mg
- Meticobal o Complejo B: 2 ml o 10.000 mg

Cadena de transporte de electrones mitocondrial

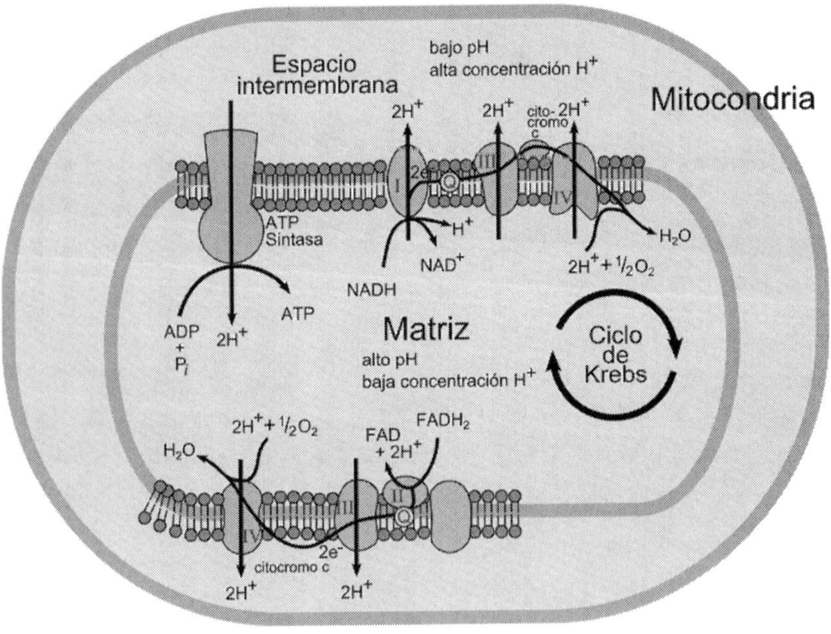

Capítulo IV

Las citocinas. Su producción y efectos. Heparina y citrato de sodio relacionados con el ozono. Los factores de crecimiento y regeneración tisular. PRP. Efectos del ozono sobre la Hb. y en las células sanguíneas. El óxido nítrico y su papel.

Antes de desarrollar este tema, repasemos el **concepto** de inmunomodulación:

Cambio en el sistema inmunitario del cuerpo causado por sustancias que activan o debilitan su función. La ozonoterapia tiene una acción inmunomoduladora, a través de la síntesis o liberación de citocinas inmunoestimuladoras o inmunosupresoras. La acción inmunológica del ozono sobre la sangre será sobre los monocitos y sobre los linfocitos T, los cuales liberarán pequeñas cantidades de todas las citocinas. Esta liberación se producirá de manera endógena y controlada. El ozono actuará como un potenciador del sistema inmunológico, activando los neutrófilos y estimulando la síntesis de algunas citocinas.

¿Qué es el sistema inmunitario y cómo está representado?

El sistema inmunitario es una compleja red de células, tejidos y órganos especializados que reconocen las sustancias extrañas, principalmente los microorganismos patógenos (causantes de enfermedades), como bacterias, virus, parásitos y hongos, y defienden al cuerpo de ellos. Los órganos y tejidos del sistema inmunitario incluyen la médula ósea, el bazo, el timo, las amígdalas, las membranas mucosas y la piel. El sistema inmunitario está representado por el sistema linfático, el cual está dedicado a garantizar que su representante circulante conocida como linfa haga sus recorridos y cumpla con su función de transporte hacia el torrente sanguíneo.

El sistema linfático es una red de órganos, ganglios linfáticos, conductos y vasos linfáticos que producen y transportan linfa desde los tejidos hasta el torrente sanguíneo. Es considerado una parte principal del sistema inmunitario del cuerpo y considerado la estructura anatómica que transporta la linfa. Se inicia en los tejidos corporales, continúa por los vasos linfáticos que aumentan de tamaño progresivamente hasta converger en el conducto torácico o en el conducto linfático derecho. Ambos desembocan en el sistema venoso en el punto de unión entre la vena subclavia y la vena yugular interna.

Dentro de sus funciones primordiales están el generar una respuesta inmunitaria, y serán los linfocitos T, linfocitos B y macrófagos presentes en los ganglios linfáticos y otros órganos linfoides quienes reconocerán y eliminarán sustancias extrañas y microorganismos patógenos potenciales.

Los órganos linfoides son:

Órganos linfoides primarios	Médula ósea
	Timo
Órganos linfoides secundarios	Ganglios linfáticos
	Bazo
	Tejido linfoide asociado a las mucosas

De esta manera iniciaremos este capítulo, debiendo entender cómo el ozono, una vez en contacto con la sangre o líquidos corporales, inicia su trabajo de inmunomodulación —estimulando o inhibiendo— gracias a las diferentes concentraciones aplicadas, y en relación con patologías que tengan que ver con este honorable sistema y sus órganos.

Activación del sistema inmunitario: el ozono administrado a una concentración de entre 30 y 55 g/cc provoca mayor aumento en la producción de interferón y mayor producción de factor de necrosis tumoral e interleucina-2. La producción de interleucina-2 lanza una cascada entera de reacciones inmunológicas subsiguientes.

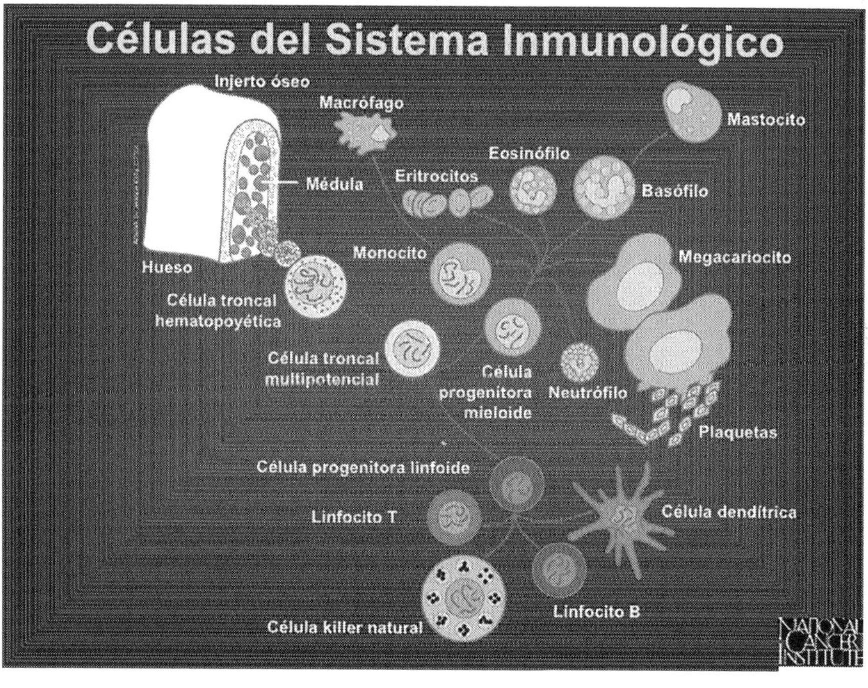

Apreciemos en este cuadro el destino de la célula troncal hematopoyética y sus posibles diferenciaciones, a fin de recordar más adelante cómo el O_3 puede incidir en ellas.

Las citocinas, su vinculación con el O_3 y su función

Antes de todo, tengamos presente que el O_3, al ingresar al plasma, activará los ROS y los LOP; a su vez, los ROS en los eritrocitos actuarán mejorando la entrega de Hb. Sobre los leucocitos activarán el tema de la inmunología y defensa orgánica, y sobre las plaquetas coadyuvarán a la liberación de los autacoides, los factores de crecimiento y regeneración tisular. Las citocinas no están almacenadas usualmente como moléculas preformadas. Su síntesis es transitoria y se inicia por la trascripción de nuevos genes como resultado de la activación celular, y una vez sintetizadas son rápidamente secretadas.

La estimulación de las células mononucleares a través del O_3, por activación del factor Nf-kB, induce la síntesis y liberación de citocinas, de manera prácticamente fisiológica, sin ocasionar las reacciones severas y desagradables que se presentan con la administración del interferón como medicamento; en dosis bajas, puede permitir la reactivación endógena de un sistema inmune deprimido. En dosis correctas, el O_3 es un inductor de IFNa, FNTa , IL- 2 e IL-6, por lo que tiene actividad antibacteriana y antiviral, y no provoca daño celular.

Los POL en contacto con el O_3, a nivel endotelial facilitarán el incremento de ON (óxido nítrico), mientras que a nivel de médula ósea conducirán a la generación de megacariocitos, liberando las correspondientes células madres, y a nivel de otros órganos serán factores importantes para la regulación de la producción de enzimas antioxidantes

Este óxido nítrico ON tiene un efecto importante a nivel del endotelio vascular, donde dependiendo de su vinculación ya sea con las endotelinas, tromboxano A2 o el anión superóxido, producirán vasodilatación o vasoconstricción.

Las citocinas son mensajeros moleculares que facilitan la comunicación celular entre estas a fin de generar una acción en el sistema inmunológico y un control sobre la réplica viral, eliminando microbios y neutralizando células cancerosas. Son producidas, fundamentalmente, por los linfocitos y los macrófagos activados, aunque también pueden ser producidas por leucocitos polimorfonucleares, células endoteliales, epiteliales, adipocitos, del tejido muscular (miocitos) y del tejido conjuntivo.

Se ha demostrado que la administración de O_3 parenteralmente a un ser humano es capaz de incrementar los niveles de linfocitos T, y a su vez, estimular la síntesis sin desviación negativa los niveles de citocinas circulantes dependiendo de la dosis administrada, y estas, a su vez, activarán sistemas de defensa auxiliares, tales como aumento de temperatura o potenciamiento de la producción hepática de proteínas para la defensa y construcción celular.

Por ello es que los tratamientos con O_3 son reconocidos como inductores de citocinas, estimulando una respuesta inmunológica sin efectos negativos para el organismo. Después de diferentes períodos de incubación, la sangre ozonizada libera interferones: alfa (INF-a), beta (INF- b) y gamma (INF-g); factor de necrosis tumoral alfa (FNT-a); factor de crecimiento transformante beta (FGT-b); factor estimulante de colonias granulocito-monocito (FEC-GM); e interleucinas (IL)- 6,2,4, 8, 10 y 11. La IL-6, favorece la diferenciación de los linfocitos B en células plasmáticas y acelera la síntesis de anticuerpos y proteínas de fase aguda. El FEC-GM produce leucocitosis y los interferones, con su actividad antiviral, previenen la replicación viral y activan las funciones inmunomoduladoras básicas junto con la IL-2 y el FNT-a.

Las citosinas más conocidas en el manejo de la ozonoterapia son:

- · Las interleuquinas I, IL-2, IL-6
- · TNF-a (Factor de necrosis tumoral alfa)
- · INFb y INFg (Interferón beta y gamma)

- TGFb1 (Factor de crecimiento transformante beta)
- GM-CSF (factor estimulante de la colonia de granulocitos)

Pero estas substancias inducidas por una aplicación de ozono tendrán específicamente las siguientes funciones:

1. Citocinas proinflamatorias, actúan en la respuesta inmune innata, inespecífica o inflamación.
2. Citocinas que favorecen el desarrollo de inmunidad celular y/o citotóxica.
3. Citocinas que favorecen la producción de las diversas clases de inmunoglobulinas o inmunidad humoral.
4. Citocinas con funciones extrainmunológicas y/o homeostáticas (el CPD disminuye la producción de citocinas).

Cuando la ozonoterapia es administrada parenteralmente, Bocci determinó que la concentración de O_3 tiene que ver directamente con la estimulación, a nivel de órganos linfáticos y con la presencia de estas citocinas en sangre. El ozono también puede activar monocitos y linfocitos, e inducir la producción de una serie de citocinas, como interleucina, interferón, factor de necrosis tumoral.

Cuando el ozono entra en contacto con el medio sanguíneo a nivel medular, se activarán los monocitos y linfocitos T a nivel del bazo, médula ósea, y nódulos linfáticos, en estos lugares conducirán a la liberación de citocinas que activarán localmente otras células linfoides que conducirán a una verdadera INMUNOMODULACIÓN sin ocasionar efectos colaterales indeseables.

A un volumen igual de sangre por O_3 y concentraciones elevadas (78-80 mg/ml) se logrará la máxima presencia de las citocinas en sangre circulante, y así lo describió Bocci. Estas citocinas tendrán un tiempo de vida útil y presencial en el organismo, como por ejemplo, IFNg alcanzará su máximo nivel a los 4 días, mientras que TNF llegará a su máxima expresión inmediatamente después de una AHTMy, y a las 24 h volverá a sus niveles normales.

Bocci también pudo demostrar que un tratamiento previo con ácido ascórbico disminuye la producción de estas, y que el pretratamiento con glutatión también induce a una disminución del TNF-a. Igualmente, demostró que el anticoagulante citrato de sodio o el fosforo disminuye la producción de citocinas hasta 4 veces más.

En los casos de enfermedades virales crónicas, se asume que esta efectividad para contrarrestar los efectos se debe a que los ozónidos en el suero despertados o producidos por el estrés oxidativo son contraatacados por la activación de estas citocinas estimuladas por el O_3, y por ello su gran efectividad en el tratamiento de este tipo de afección.

Es importante recordar que estudios reveladores determinan que el O_3 administrado a dosis entre 8 mg/ml y 10 mg/ml producen una liberación importante de citocinas, tales como el IFNb y IFNg, TNF, interleuquinas 1b,2, 4, 6, 8 y 10 más el factor estimulante de colonia de granulocitos -macrófagos (GM-CSF0), y el FGF1b o factor transformante de crecimiento beta.

De esta manera estimula el sistema inmunitario y no solo es capaz de inducir a la liberación de citocinas inmunoestimuladoras e inmunosupresores que pueden ser captadas por las células en actividad normal. Gracias a ellas, esta liberación producida por el O_3 será captada por las células que así lo requieran, manteniendo en alerta al sistema inmunológico.

A título de resumen pudiésemos decir que la administración de ozono por vía parenteral o rectal, una vez que hace su recorrido, aumentará la peroxidación lipídica (LOP) de la membrana celular. Los POL podrán sobre los fagocitos (macrófagos), y alterar el metabolismo de estas células, inhibiendo la síntesis o producción de citocinas. Se interrumpirá la activación de linfocitos T, y los B serán motivo de ser afectados para una adecuada liberación de inmunoglobulinas, pero al actuar sobre los POL, esto cesa, lo cual significa que el ozono incrementará los niveles disminuidos de los linfocitos T.

Por ello concluimos que el tratamiento con ozono ha sido descrito como un inductor ideal de citocinas al no ser antigénico y produciendo una respuesta inmunológica muy positiva sin ningún efecto secundario.

Citocinas, sus orígenes y funciones

Citocina	Acción	Lugar de síntesis	Inductor	Acciones más importantes
IL-1	Proinflamatoria	Células mononucleares, macrófagos	Microbiana o activación cascada inflamatoria (CI)	Pirógeno, activación de células T-helper
IL-2	Proinflamatoria	linfocitos Th colaboradores	Sustancias microbianas o activación de CI	factores de crecimiento de células T que inducen a la proliferación de todos los tipos de subpoblaciones linfocitarias. Estimula síntesis de interferón liberación de IL-1, TNF-_ y beta
IL-4	Antiinflamatorio	Linfocitos Th, mastocitos y basófilos	Linfocitos B (Diferenciación de Linfocitos B)	Bloquea síntesis de citocinas, inhibe la síntesis de NOVO.

IL-6	Proinflamatoria-antiinflamatoria	Monocitos, macrófagos, célula endotelial y fibroblastos	IL-1 y endotoxinas	Pirógeno, síntesis de inmunoglobulinas. Activación de la síntesis de proteínas de fase aguda.
IL-8	Proinflamatoria	Monocitos, macrófagos, célula endoteliales y fibroblastos.	IL-1, TNF-alfa y endotoxinas	Factor quimiotáctico y activador de neutrófilos

La función de la heparina y el citrato de sodio, y su relación con las citosinas

Es importante destacar de manera resumida que el uso del citrato de sodio como anticoagulante al obtener una muestra de sangre a ser ozonizada, siempre disminuirá la producción o inducción de citocinas por su capacidad de agotar el Ca, mientras que la heparina puede elevarlas de manera falsa lo cual algunos autores indican que no hay, de parte de la heparina, la posibilidad de mejorar estos niveles de manera efectiva.

EDTA se utiliza ampliamente en el análisis de la sangre. Es un anticoagulante para muestras de sangre para CBC/FBEs, donde la EDTA quela el calcio presente en la muestra de sangre, deteniendo el proceso de coagulación y preservando la morfología de las células sanguíneas. Es el más recomendado en las terapias sanguíneas.

Sin embargo, se ha demostrado que la ozonización de la sangre con CPD a 10-40 mcg/ml, su efectividad inductora de citocinas es casi nula, mientras que la sangre heparinizada (la heparina conserva el calcio) puede ser expuesta a concentraciones mayores hasta por 10 minutos sin efectos adversos a estas.

En su libro de texto más reciente, Bocci refiere que el uso de heparina en las cirugías que requerían de circulación extracorpórea o en diálisis, en pacientes con cáncer o enfermedad vascular difusa, presentaban un incremento de factores de crecimiento procedentes de las plaquetas y de citocinas procedentes de los leucocitos. También es conocido que la heparina puede inducir a la trombocitopenia y a microagregación plaquetaria cuando se usan concentraciones de ozono cercanas a los 80 mcg/ml.

Con relación al uso del citrato de sodio, se ha recomendado que en los casos de AHTMy su relación sea de que por cada 100 ml de sangre se utilicen 10 ml de citrato de sodio, mientras que con la heparina, por cada 30 cc de ozono unas pocas gotas equivalentes a 0,2 a 0,3 ml serán más que suficientes, esto evitará problemas de obstrucción por coágulos en el sistema. Pero de este tema hablaremos cuando entremos a describir la o las formas de la aplicación de la AHTMy (Auto Hemoterapia Mayor).

La ozonoterapia y su efecto sobre las células sanguíneas

Sin entrar en grandes detalles, pues ha sido comentado en capítulos anteriores, pudiésemos resumir lo siguiente después de repetidas ozonizaciones de la sangre que las modificaciones biológicas observadas en el eritrocito:

- Franca evidencia del incremento de la G-6-PD, 6-PGD, piruvato quinasa y deshidrogenasa láctica.
- La glicólisis mejorada y la activación del ciclo de las pentosas parecen ser las responsables del incrementado contenido dentro del eritrocito de ATP y 2-3-DPG.
- Este ATP será microliberado del eritrocito ozonizado, causando una vasodilatación y mejorando el flujo sanguíneo.

- La disociación de la oxihemoglobina se mejorará y retornará el estímulo para más creación de 2-3DPG.
- Durante esa ozonización de la sangre, se favorecerá una inducción para el nacimiento de nuevos eritrocitos con características bioquímicas y de estructura y forma mejoradas, identificados como "eritrocitos mejorados o superdotados". Sencillamente, es una respuesta de la médula ósea ante el estímulo del ozono. Estos eritrocitos superdotados tendrán una capacidad reológica y de resistencia mayor al eritrocito convencional. Esta mejoría clínica irá de manera paralela con el paciente, y no desaparece cuando la ozonoterapia ha cesado, sino que se mantendrá hasta por 4 meses, lo cual explica cómo el eritrocito superdotado satisface por su larga y resistente vida los requerimientos de ese paciente tratado con O_3.

Sobre los leucocitos solo se puede inducir que, además de la capacidad particular del ozono de actuar sobre algunas bacterias alterando su membrana celular y destruyendo a estas, solo se le puede asociar la capacidad fagocítica, estimulando a los neutrófilos y a la tendencia de modificar los niveles de las inmunoglobulinas. Nada que ver con la estimulación para su crecimiento a nivel medular, sino que solo actuara como un inductor o estimulador tal como se comportaría una citosina inductora.

El ozono no actuaría como un antiviral o como un agente antineoplásico, sino que estimularía la producción de citoquinas que, a su vez, estimularían al sistema inmunológico desde la célula madre donde se estructurará el esquema de desarrollo celular para combatir un proceso bacteriano o viral.

Podemos concluir que el O_3 incrementa la capacidad fagocitaria de los leucocitos a cargo, e induce a la liberación de citocinas.

A nivel plaquetario, su efecto es muy poco conocido. Sí se ha podido demostrar que cuando se usa heparina, la tendencia a la agregación es mayor que cuando se usa CPD. Conocemos de los factores plaquetarios, en especial el TGFb1, almacenado en los gránulos alfa de las plaquetas, que su concentración fue mayor cuando se usó heparina como anticoagulante que cuando se usó CPD. Esto es importante cuando se usa el PRP para inducir la cicatrización de heridas, tanto el TGFb1 como el PDGF, y saber que es mejor el uso de la heparina.

Sobre el tema de los factores de crecimiento o regeneración tisular de la plaqueta hablaremos en otro capítulo.

Sobre la hemoglobina podemos decir que tiene una enorme afinidad por el O_2. Una vez inspirado a nivel alveolar, se dará el intercambio gaseoso, pero ese O_2 que ingresa y nos permite vivir y esperar, debe ser valorado no cómo lo respires o cuánto O_2 ingrese, si no cuándo y cómo debe llegar a nivel mitocondrial para cumplir su tarea.

Conocemos la relación oxígeno-hemoglobina y debemos entender cómo se disociará para el beneficio celular. En la medida en que esa disociación se dé, entenderemos cuánta cantidad de O_2 llegará a la mitocondria.

Sabemos que la sustancia encargada de esto es 2-3 DPG, y gracias a esto el O_2 requerido será desplazado a su uso celular, mientras que la Hb resultante se conjugará con el 2-3 DPG y, de esta manera, el O_2 seguirá su camino. Puede ser entendido de esta manera: el 2,3 difosfoglicerato (2,3 DPG), derivado del aumento del proceso glucolítico, es un inhibidor directo de la afinidad de la H por el oxígeno, lo cual termina facilitando el desprendimiento de este de la oxihemoglobina.

$$\text{HbO 22 ---- 3 DPG----Hb} + H_2O_{2.}$$

Recordemos que la glucosa es oxidada por el NADP (**nicotinamida adenina dinucleótido** fosfato) hasta llegar a lactato, y de allí nace el 2,3 DPG. En la medida en que el O_2 se vaya consumiendo, el NADPH (forma reducida del NADP) se oxidará para que nazca de nuevo el NADP, y este volverá a inducir el incremento de 2-3DPG para restaurar el balance.

Capítulo V

Efectos sinérgicos o en contra con el O3. Vitamina C, vitamina E, glutatión, calcio.

Según recomendación de expertos en la materia y con las razones consistentes en la interacción del ozono vs. estas vitaminas antioxidantes, durante el tratamiento con ozono es necesario suspender todos los suplementos antioxidantes que contengan vitamina C y vitamina E. La presencia de estos compuestos en concentraciones elevadas en sangre interfiere con la acción del ozono como agente oxidante y, por ende, con el buen curso de la terapia.

Es importante comunicarle al paciente que no debe ingerir antes o durante la práctica de la ozonoterapia parenteral, cantidades excesivas de alimentos que sean muy ricos en estas vitaminas. Por lo tanto, las vitaminas o antioxidantes se darán preferiblemente antes de la ozonoterapia, pero nunca después del tratamiento.

Se ha demostrado que el tratamiento o aplicación de ácido ascórbico disminuye la producción de las citocinas, y los pretratamientos con glutatión vía parenteral disminuirán especialmente la producción de TNF-a., mientras que el citrato de sodio disminuye, igualmente, la producción de citocinas porque consume y neutraliza el calcio.

Estos detalles han sido comentados por Shallenberger en sus exposiciones donde refiere que, en una prueba en tubo de ensayo, la adición de vitamina C elimina la inducción. IFN-g por el ozono, y que al agregar glutatión a la sangre en otro tubo de ensayo antes de exponerla al ozono, se suprimió el TNF-a, pero no así el IFN-g. Esto sirve para planificar la administración de la autohemoterapia y su correcta indicación según lo que se vaya a tratar con este proceder. Si agregáramos calcio a la sangre previo a la estimulación con ozono, se incrementará la producción de citocinas cuatro veces más que su nivel normal.

Algunos aspectos sobre la vitamina E

La vitamina E tiene una elevada resistencia al calor y a la acidez, pero presenta una gran sensibilidad a la luz y al oxígeno. Tiene un gran poder antioxidante, **lo que contribuye a la protección de las células** frente a la oxidación ocasionada por radicales libres. Esta **función antioxidante** es fundamental para evitar la oxidación de las grasas (enranciamiento), y ocurre con mayor facilidad en las grasas poliinsaturadas presentes en los alimentos de origen vegetal, como los aceites o los frutos secos. La vitamina E es efectiva como agente antioxidante, ya que convierte el O_2, HOy los radicales lipoperóxidos en moléculas menos reactivas.

La vitamina C no es considerada como el antioxidante ideal, debido a que puede presentar propiedades prooxidantes; probablemente sea el único agente reductor de la célula que en presencia de O_2—al que reduce y lo inactiva formando O_2 y como consecuencia de su oxidación forma el radical semideshidroascorbato—, es capaz de reducir Fe^{3+} a Fe^{2+}, que a su vez puede reaccionar con H_2O_2 dando lugar por medio de la reacción de Fenton al radical más reactivo, que es el HO.

Otra de las funciones de la vitamina E es la **estimulación del sistema inmunitario**, además de ayudar a la vitamina K en su función anticoagulante y previniendo la formación de trombos. La vitamina E junto con la vitamina A ayudan a evitar la oxidación de la segunda en el intestino. Las altas dosis de vitamina E pueden presentar **interacciones con algunos medicamentos**, como ocurre con los anticoagulantes, pudiendo ocasionar sangrados menores.

La vitamina E (tocoferoles), al reaccionar con los radicales productos de la peroxidación lipídica (POL) o peróxidos lipídicos, generan hidroperóxidos lipídicos relativamente estables. Los radicales tocoferoles protegen de la peroxidación lipídica. Acá, la interpretación de que el O_3, inductor de antioxidación por su trabajo relacionado con los POL, pueda ser alterado o detenido parcialmente.

Las bajas concentraciones de vitamina E se asocian con la desestabilización de las membranas de las células del sistema inmune, por ello, sí es importante la agregación de vitamina E de manera controlada en el tratamiento de la ozonoterapia, pero se debe evitar que su acción sea contraproducente con la misión del O_3.

Con la edad, resultan alterados los niveles de las citoquinas IL-2 e IL-6. La IL-2 se encuentra disminuida, mientras que el incremento de la IL-6 ha sido asociado con un aumento del estrés oxidativo, relacionado, a su vez, con una deficiencia de vitamina E.

Recordemos que el ozono (O_3) es una ERO dotada de un extraordinario poder oxidante, y que se necesita la formación de radicales de oxígeno en las membranas celulares para que se inicie la peroxidación lipídica. Igualmente, las enzimas libertadoras actuarán sobre estos generando lo siguiente:

El ácido ascórbico tiene un efecto similar al de la catalasa, desdoblando el peróxido de hidrógeno en agua y oxígeno, y el ozono induce a su creación a nivel celular. Lo ideal es no enfrentar una lucha por el mismo objetivo, por ello, se recomienda no implementar la ozonoterapia parenteral antes de algún tratamiento con ácido ascórbico, sino después.

Entre las enzimas que aceleran la inactivación de los radicales libres encontramos: la superóxido dismutasa (SOD), la catalasa y la glutatión peroxidasa, y hay que recordar que un sólo radical[BR4] OH puede transformar cientos de moléculas de ácidos grasos en hidroperóxidos que, al descomponerse, producen aldehídos, auténticos venenos para las membranas celulares, pero también el O_3 puede oxidar grupos (-SH, -NH_2, . OH y COH), y en los fosfolípidos de las membranas celulares induce la peroxidación lipídica (POL).

Por esta razón, en general todos aquellos antioxidantes directos, tales como la vitamina E, el ácido ascórbico o vitamina C y glutatión deben ser administrados después de cualquier aplicación de ozono parenteral. **La aplicación del ozono siempre es antes de estas terapias, nunca después.**

Las experimentaciones de laboratorio demostraron que cuando se aplica O3 los niveles de ácido ascórbico disminuyen significativamente. El análisis en animales de experimentación resumido en un trabajo de Calderón-Guzmán en la revista *Perinatalogía y Reproducción Humana*, en abril del 2000, detectó que las concentraciones del ácido ascórbico, ácido úrico y vitamina E disminuyeron en el plasma al incrementarse la concentración de O_3, e igualmente se observó una disminución en la concentración del glutatión reducido, provocado por la ozonoterapia.

Según Shallenberger, el sistema glutatión peroxidasa a nivel intracelular es el encargado directamente de interactuar en contra de los radicales libres circundantes, y termina oxidado debido a esta tarea de desgaste, pero la presencia de vitamina E y C serán capaces de revertir esta acción y devolver a sus niveles a este sistema de defensa celular, lo cual explica que estas substancias solo mantendrán a este sistema en recuperación, y no se debe entender que tienen una acción directa sobre los radicales libres, o sea, recuperan a la enzima glutatión peroxidasa. Se debe entender de manera equivalente que la ausencia de estas vitaminas incidirá en la efectividad de esta enzima libertadora.

En pocas palabras, el paciente podrá tomar altas cantidades de vitamina E y C, pero si no hay una adecuada cantidad de glutatión peroxidasa, la acción de control sobre la cantidad de radicales libres será un verdadero problema. Ayudarán a disminuir el estrés oxidativo, pero el problema persistirá si no se corrigen los niveles necesarios de esta enzima.

El ozono estimulará la producción de esta enzima a nivel celular y de los otros sistemas encargados de la reducción de los radicales libres, y es por ello que se recomienda que la administración de estas vitaminas sea antes de la aplicación o administración de la ozonoterapia parenteral.

El Dr. Horst Kief de Alemania recomienda tomar suplementos de vitamina A y vitamina E al recibir tratamientos de ozono. Se sabe que la vitamina C es antagónica al ozono, y las personas que toman megadosis de vitamina C deben mantener un promedio de 12 horas entre la ingestión y el tratamiento del ozono, aunque el ozono no descompone la vitamina C en el cuerpo. La vitamina E está activa en la membrana celular. La vitamina C es en sí misma un radical que puede acelerar el flujo de electrones a través de la oxidación. Después de una dosis parenteral, la vitamina C circula en el plasma, se filtra libremente por el glomérulo renal y se reabsorbe en el túbulo proximal a través del primer transportador de vitamina C dependiente de sodio (SVCT1). La vitamina C parece cambiar de cero a primer orden, mostrando una vida media constante e independiente de la dosis cuando se administra en infusión intravenosa.

La vitamina C tiene efectos inmunoestimulantes, propiedades antioxidantes, antiinflamatorias, antivirales, posibles efectos antimutagénicos, mejora la quimiotaxis de neutrófilos, la fagocitosis, y promueve la proliferación de células T y células natural killer. En pacientes con SDRA establecido se mostró una reducción de la mortalidad del 50 %, con una administración de 50 mg/kg cada 6 h durante 96 h para tratar esta afección, demostrándose, así, su capacidad antioxidante, sus propiedades antivirales, la mejora del sistema inmunológico y sus propiedades antiinflamatorias.

Una vez que el ozono está dentro del organismo tiene una vida media de milisegundos, debido a su alta afinidad por los dobles enlaces covalentes —preferentemente carbono-carbono— localizados en los ácidos grasos poliinsaturados que viajan en las moléculas de albúmina y crean metabolitos de vida media más prolongada llamados ozónidos o especies reactivas de oxígeno y productos de oxidación de lípidos, incluidos los peróxidos, hidroperóxidos y aldehídos. El ozono reacciona rápidamente con las biomoléculas que poseen dobles enlaces y causa una rápida reacción de oxidación, con la consiguiente formación de moléculas secundarias, que son las causantes de su acción terapéutica.

GLUTATIÓN (GSH)

El **GSH** es un péptido que se produce dentro del cuerpo, donde es formado por células individuales de sus tres componentes: los aminoácidos **glicina, glutamato** (ácido glutámico), y la muy importante **cisteína**.

De estos tres aminoácidos, la **cisteína** es la más difícil de encontrar. Cuando las células tienen **cisteína**, ellas pueden producir eficientemente GSH. Al GSH se le conoce como el antioxidante ejemplar, debido a que repone la acción de muchos otros antioxidantes. Cuando las vitaminas C y E recogen un radical libre, lo entregan al sistema de GSH para poder liberarse y recoger más radicales. Es el **GSH** —no la vitamina— la que finalmente neutraliza al radical.

Por ello, es importante la administración de glutatión en aplicaciones conjuntas de vitaminoterapia y ozonoterapia vía hematógena, recomendando que la vitaminoterapia sea aplicada después de la ozonoterapia en sangre vía AHTMy.

Sabemos de la acción del ozono a nivel hepático como un gran inductor y generador de la glutatión peroxidasa, precursora de este glutatión GSH, destructor o inhabilitador de radicales libres oxidativos y culpables del envejecimiento y degeneración celular. Es, en conclusión, el responsable de llevar a cabo muchas funciones cruciales en nuestro cuerpo, de las que destacan tres:

1.- **Antioxidante** más importante en nuestras células producido naturalmente
2.- Es un sistema enzimático clave para la **desintoxicación** de incontables sustancias nocivas
3.- Es un elemento crítico que sostiene el funcionamiento y bienestar de nuestro **sistema inmune**.

Capítulo VI

PRP y ozono. Generalidades y conceptos básicos. Cómo ayuda en la reparación tisular.

Antes de iniciar este capítulo, es importante saber la diferencia entre plasma y suero, elementos que muchas veces confundimos durante esta práctica.

Distinguimos entre plasma y suero:

- El plasma es la parte líquida de la sangre sin coagular, la cual contiene fibrina y otros factores de coagulación.

- El suero es el líquido sobrenadante que queda cuando la sangre total se coagula, por lo que tiene una composición similar a la del plasma, aunque sin fibrinógeno ni otros factores de la coagulación. El suero sanguíneo es, principalmente, agua que se disuelve con proteínas, hormonas, minerales y dióxido de carbono.

En el plasma se encuentra del 7 al 9 % de las proteínas generales, destacando las albúminas, las globulinas y los factores de coagulación como el fibrinógeno y la protrombina, y el porcentaje natural de plaquetas, las cuales se mantendrán en la porción más inferior de un tubo centrifugado, por encima del resto del grupo celular sanguíneo.

Estas plaquetas se van a originar de la célula madre creada hematopoyéticamente en la médula ósea con caracteres pluripotenciales y bien diferenciadas.

Las células madres van a sufrir algunos cambios; el primero, la autoproliferación por la acción de proteínas inductoras del crecimiento; el segundo, las células comprometidas para el desarrollo de una línea celular específica, por ejemplo, de las células progenitoras que darán lugar más adelante a la generación, conocidas como células precursoras o blastos, otras a la serie blanca, y otras a la serie roja. Otras células madres ya comprometidas irán a la médula ósea, bazo e hígado para originar los elementos formes de la sangre y las plaquetas a través de las correspondientes células originarias, en este último caso, los megacariocitos. Y por último, otro grupo de células madres comprometidas a la forma linfoide para originar las conocidas células precursoras o linfoblasto que terminarán siendo identificadas como linfocitos B o linfocitos T.

Los linfocitos B maduran y se hacen inmunocompetentes en la médula ósea. Los linfocitos T maduran y se hacen inmunocompetentes en el timo. Los linfocitos B tienen una vida muy breve (unas pocas horas), mientras que los linfocitos T pueden vivir 200 días o más. Cuando los linfocitos T y B se vuelven inmunocompetentes, desarrollan un tipo de receptores específicos en su membrana, que les permite reconocer y unirse a un antígeno extraño específico, de modo que el linfocito reacciona a un antígeno determinado y solo a ese, porque todos los receptores de antígenos de su membrana son del mismo tipo. Son nuestros genes los que determinan a cuáles agentes extraños reaccionarán nuestros linfocitos.

Una vez que los linfocitos B y T se dispersan, circulan por los ganglios linfáticos, el bazo y otros tejidos linfoides en donde ocurre el encuentro con los antígenos extraños.

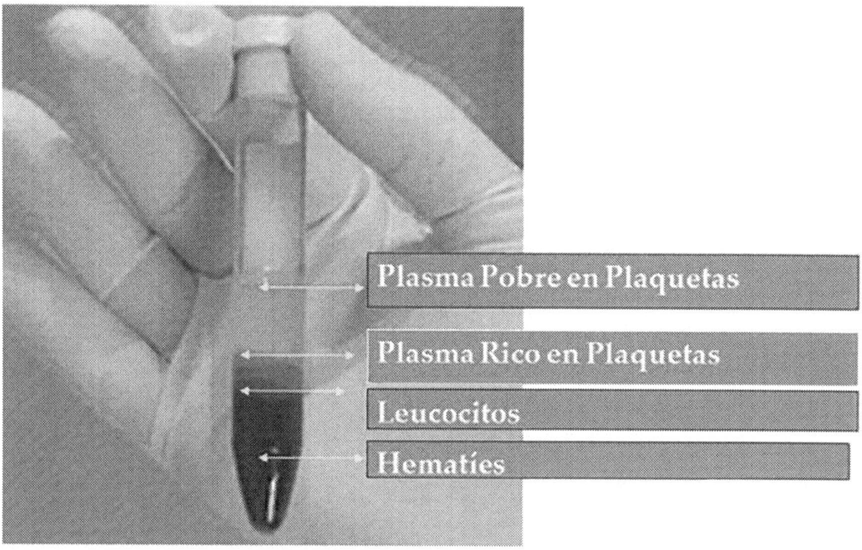
Plasma Pobre en Plaquetas
Plasma Rico en Plaquetas
Leucocitos
Hematíes

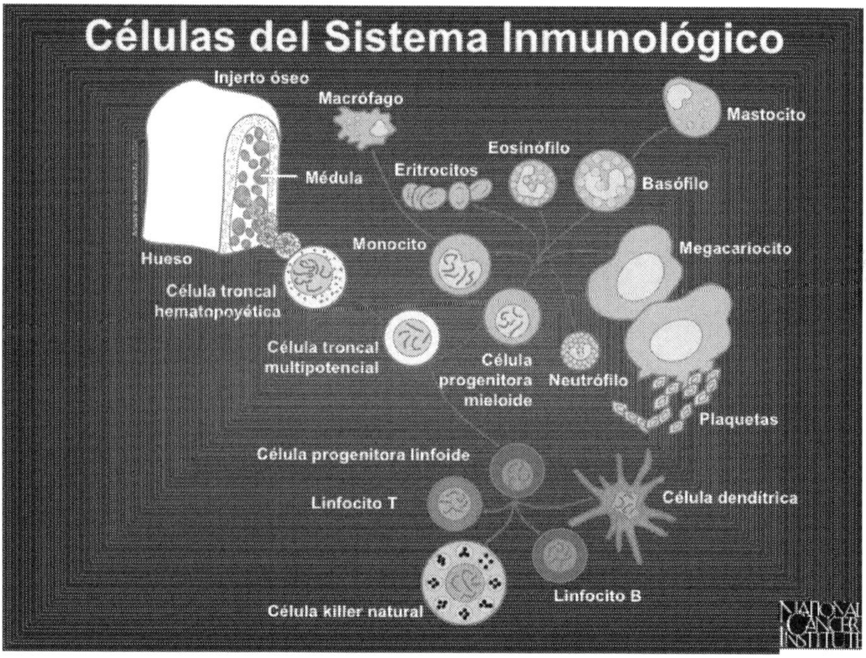
Células del Sistema Inmunológico
Injerto óseo
Macrófago
Mastocito
Eosinófilo
Médula
Eritrocitos
Basófilo
Monocito
Megacariocito
Hueso
Célula troncal hematopoyética
Célula troncal multipotencial
Célula progenitora mieloide
Neutrófilo
Plaquetas
Célula progenitora linfoide
Linfocito T
Célula dendrítica
Linfocito B
Célula killer natural
NATIONAL CANCER INSTITUTE

La estructura de la plaqueta:

Las plaquetas tienen su origen en la fragmentación citoplasmática del megacariocito que, mediante el proceso de trombocitosis, se liberarán.

La ultraestructura plaquetaria está subdividida en tres partes relacionadas con su función:

a) Membrana plaquetaria (intra y extracelular)

b) Gránulos y organelas intracitoplasmáticos (secreción plaquetaria)

c) Citoesqueleto (proteínas motoras)

La membrana, al igual que otras membranas biológicas, está compuesta por proteínas y lípidos, principalmente fosfolípidos y colesterol. Juega un papel muy importante en la selección y agregación plaquetaria. Las plaquetas tienen cuatro tipos de gránulos citoplasmáticos que se diferencian de acuerdo a densidad, ultraestructura y contenido: los granos alfa, los gránulos densos o beta, los lisosomas y los peroxisomas.

Dentro de estos gránulos se encuentran factores de crecimiento conocidos más adelante por funciones específicas relativas a la regeneración tisular y en la producción de sustancias dedicadas a la reconstrucción celular.

Los gránulos alfa, por ejemplo, contienen proteínas adhesivas, factores de crecimiento, inhibidores de proteasa. También se encuentran las citoquinas, proteínas antimicrobianas, factores de crecimiento y mitogénicos, factores de coagulación, y proteasas y antiproteasas.

Los gránulos densos o beta tienen en su contenido un potente vasoconstrictor conocido como serotonina, que en un 90 % se encuentra unido a las plaquetas en general.

Los lisosomas son gránulos más pequeños con una función orientada a la digestión de componentes de la matriz subendotelial. Están presentes en la membrana lisosomal y son redistribuidos a la superficie después de la activación plaquetaria.

Por último, los peroxisomales, gránulos más pequeños que se han relacionado con actividades familiares a la función de las peroxidasas y de las catalasas.

Lo importante es describir el origen de las plaquetas, su localización en el plasma, y no en el suero, como algunas veces suele confundirse; y por último, su composición, fundamentalmente estudiando los gránulos respectivos, lo cual será motivo para detenernos un poco en este tema.

Retomemos el tema fundamentado para conocer cuáles son cada uno de los factores de crecimiento presentes en una fracción del plasma obtenido por centrifugación, conocido como plasma rico en plaquetas (PRP). No nos detendremos a definir el proceso de atención de este por ser ampliamente conocido, sin embargo, recomendamos la centrifugación de al menos 12 ml de sangre distribuidos en cuatro tubos con anticoagulante DTK y no heparina (Bocci demostró que el uso de heparina promovía la pronta agregación plaquetaria en contra de la función del citrato de sodio), a fin de obtener al menos 4 cm^3 de PRP. Esta centrifugación debe realizarse a una velocidad de entre 1800 a 2000 revoluciones por minuto, por un tiempo máximo de 10 minutos.

Algunos autores recomiendan una segunda centrifugación, pero esto pudiese alterar y dañar la morfología plaquetaria, y alterar algunos de los factores de crecimiento deseados. Nuestra experiencia ha sido satisfactoria con este esquema, volumen y tiempo de centrifugación, lo cual se mantiene actualmente.

El objetivo de este tema será comentado al final de este capítulo, en el que trataremos de explicar diferentes versiones sobre si vale o no la pena ozonizar el PRP.

FACTORES DE CRECIMIENTO PRESENTES EN EL PRP

Bioquímicamente, el PRP se compone de suero, leucocitos, plaquetas y factores de crecimiento, pero aunque la presencia conjunta de todos estos elementos favorece la acción del PRP, los elementos fundamentales son los factores de crecimiento, que ejercen la función de regeneración.

Son:

- el factor de crecimiento de origen plaquetario (PDGF)
- el factor de crecimiento de transformación beta (TGF-beta)
- el factor de crecimiento fibroblástico básico (FGF-b)
- el factor de crecimiento similar a la insulina (IGF-I)
- el factor de crecimiento endotelial vascular (VEGF)
- el factor de crecimiento epidérmico (EGF)
- el factor de crecimiento de tejido conectivo (CTGF)
- PDGF (factor de crecimiento derivado de las plaquetas).

Este último está sintetizado en los megacariocitos y almacenado en los gránulos plaquetarios, siendo liberado durante la coagulación. Otras células lo pueden producir en menor cantidad: los fibroblastos, las células endoteliales, los macrófagos, el músculo liso, la matriz ósea y los queratinocitos. Su acción es estimular el crecimiento del tejido conectivo (en especial los fibroblastos, las células musculares lisas y las células gliales), todo ello debido a sus efectos quimiotácticos y mitogénicos, lo que estimulará la síntesis de DNA.

- IGF (factor de crecimiento insulínico).

Se conocen dos variantes —el IGF-I y el IGF-II—, poseen una estructura similar a la de la insulina, de ahí su nombre. Se encuentra en diferentes tejidos, y circula, en menor medida, en el sistema vascular o tejido extracelular. Es sintetizado por una gran variedad de células, incluidas las propias del hueso y cartílago. Actúa como un factor de progresión, necesario para la síntesis de osteoblastos, para estimular la diferenciación de células mesenquimales y para favorecer la formación de matriz, incluyendo el colágeno y los proteoglicanos.

- TGF (factor de crecimiento transformador).

Fueron descubiertos como factores de proliferación en los sarcomas, y su nombre se debe a la capacidad de estimular el crecimiento de los fibroblastos. Se encuentra almacenado en forma inactiva en el hueso. Ejerce efectos proliferativos y antiproliferativos, diferenciadores y antidiferenciadores, dependiendo del tipo y madurez celular. Se reconocen, entre otras acciones, su función en la matriz extracelular, en la fase de organización del colágeno, en la remodelación de la cicatriz y un efecto angiogénico de mecanismo desconocido.

- FGF (factor de crecimiento fibroblástico).

Hay dos tipos, el FGF ácido (FGF 1) y el básico (FGF 2); ambas son proteínas que se unen a la heparina y ejercen sus efectos mitogénicos sobre las células de origen mesodérmico y neuro ectodérmico; estimulan la formación ósea y también son antigénicos; además, pueden actuar sobre otros factores de crecimiento, como el TGF- BETA.

- EGF (factor de crecimiento epidérmico).

Fue descubierto por Cohen en 1970, y se encuentra en una gran variedad de tejidos, e incluso en la orina y leche materna; no obstante, parece ser que se sintetiza en la glándula submaxilar y juega un papel importante en el desarrollo dental.

- VEGF (factor de crecimiento del endotelio vascular). Es un factor claramente relacionado con la proliferación vascular.

Como se puede apreciar, todos estos factores de crecimiento que se encuentran en los gránulos alfa de la plaqueta juegan un papel muy importante en la regeneración de los tejidos afectados.

Al generarse una lesión en los tejidos, estas plaquetas se aglutinan para evitar la pérdida sanguínea, creando una superficie procoagulante que genera trombina y fibrina. Esta será su función vital, pero también entrarán a jugar un papel importante los factores de crecimiento ya conocidos. Las plaquetas secretarán mediadores y citoquinas intracelulares almacenados en el citoplasma, y liberarán su contenido de los gránulos-α después de la agregación. De manera tal que estos factores asociados a esa lesión estimularán la proliferación celular, la quimiotaxis, la remodelación de la matriz celular lesionada y la angiogénesis.

¿Qué función cumple el ozono asociado a estos factores de crecimiento?

El ozono, en contacto con las plaquetas, incrementará la agregación plaquetaria, aumentará la inducción y liberación de los factores con propiedades mitogénicos y quimiotácticas, y estos factores serán responsables de lo descrito en el párrafo anterior relativo a la proliferación, quimiotaxis, remodelación y angiogénesis de los tejidos afectados.

Además, el PRP ozonizado originará los ozónidos que pasarán al interior de las plaquetas y activarán la fosfolipasa C y la A2, estas facilitarán la formación de sustancias agregantes, como la prostaglandina

E2 y tromboxanos. Si la sangre es heparinizada, Bocci demostró que los niveles de PDSGF-AB incrementan cuando las mezclas de volumen por volumen se hacían a concentraciones mayores o iguales a 40 mg/ml.

Debido a estas observaciones, Bocci recomendó que el plasma rico en plaquetas más el citrato de sodio era ideal para rellenar cavidades, mientras que el plasma rico en plaquetas con heparina, generalmente inducía el crecimiento y la presencia de los factores de crecimiento, siendo esta última opción la ideal para el tratamiento de lesiones musculoesqueléticas a reparar.

¿Qué hace el citrato de sodio?

Secuestra el calcio y evita la coagulación *in vitro*, por ello, al combinarse con fibrina, se podrá lograr una especie de tamponamiento de los factores dedicados a la regeneración osteoinductora. La cicatrización ósea es un proceso osteoconductivo y sigue las fases típicas de remodelación a nivel de la interfase hueso-implante, mientras que la osteoconducción caracteriza el crecimiento óseo por aposición, a partir del hueso existente y por encima del mismo; por consiguiente, se necesita para dicho proceso la presencia de hueso o de células mesenquimatosas diferenciadas, en los casos de pérdida de espacios óseos. La aplicación de PRP en diferentes tejidos ha dado resultados prometedores en diversas patologías, tales como lesiones agudas y crónicas de hueso y cartílago.

Recordemos que el ozono es una molécula inestable formada por la combinación de átomos de oxígeno, y que los efectos terapéuticos del ozono incluyen efectos antiinflamatorios, impacta positivamente en el metabolismo celular coadyuvando a un mejor uso de la glucosa, mejora el metabolismo proteico, actúa en la conversión de ácidos grasos insaturados en compuestos solubles en agua y mejora la actividad de eritrocitos. El gas de ozono, combinado con gas de oxígeno, se administra en el área patológica determinada por el médico, y esta inyección de oxígeno-ozono mejorará la oxigenación del tejido, inhibiendo los medios inflamatorios, como el TNF alfa. El ozono también puede inducir el estrés oxidativo moderado e inhibir las respuestas inflamatorias. El ozono, asimismo, tiene efectos analgésicos moderados a través del bloqueo de la fosfodiesterasa A2, para algunos es la misma fosfolipasa A2.

Tanto el PRP como el ozono han ganado popularidad recientemente. En la actualidad no hay muchos estudios que comparen la eficacia entre PRP y PRP + tratamientos de ozono. En la literatura publicada, sólo hay un estudio retrospectivo similar realizado por Sabanci *et al.*, quienes evaluaron la eficacia del tratamiento de PRP combinado con el ozono.

Este fue el primer estudio comparativo en el que el objetivo era evaluar la diferencia en la eficacia entre el dolor y el estado funcional de los pacientes diagnosticados con OA de rodilla que recibieron tratamiento sólo con PRP, en comparación con el tratamiento con PRP en combinación con el ozono. Los pacientes que recibieron ozono y PRP tuvieron resultados puntuales y mejores puntuaciones de VAS que los pacientes que los recibieron por separado.

Podemos concluir este tema, el cual será analizado más adelante, cuando veamos las diferentes aplicaciones del ozono y sus beneficios, conociendo que el efecto del PRP en la regeneración de tejidos ha sido apoyado por estudios *in vitro* e *in vivo*, que sugieren un impacto positivo en la proliferación, diferenciación y migración de varios tipos celulares con el objetivo de reestructurar lesiones de estas, derivadas de distintas agresiones, será pues la activación de la síntesis de la matriz celular.

Estos efectos regenerativos del PRP en hueso, cartílago, piel, tendón y músculo también han atraído interés en otros campos médicos, como la traumatología y ortopedia, oftalmología, cirugía plástica, medicina deportiva y estética, y muchos más.

Modos de obtención del PRP

Muchos son los elementos que se pueden obtener según el propósito a tratar, y todas estas concentraciones podrán variar dependiendo de los métodos a usar. De ellos siempre podremos obtener lo siguiente:

- Preparado Rico en Factores de Crecimiento (PRGF)
- Plasma Rico en Plaquetas y Factores de Crecimiento (PRPGF)
- Plasma Rico en Plaquetas (PRP)
- Plasma Pobre en Plaquetas (PPP)
- Plasma Rico en Plaquetas y Rico en Leucocitos (LR-PRP)
- Plasma Rico en Plaquetas y Pobre en Leucocitos (LP-PRP)

Los pasos a seguir serían los siguientes:

- Extraer la sangre del paciente y disponerla en tubos con anticoagulante (ADTK)

- La sangre debe centrifugarse inmediatamente tras la extracción y sin haber sido refrigerada

- Cada tubo debe llevar un total mínimo de 4 cc de sangre total antes de la centrifugación, y dependiendo del problema a tratar serán 4, 6 u 8 tubos en total

- El tiempo y velocidad de centrifugación suelen variar de 8 a 10 minutos, y a una RPM de 1800 a 2500. Estos criterios son muy variables, pero lo importante será la manera de recolección de este centrifugado (proceso de exocitosis)

- El volumen de plasma que se obtiene tras la centrifugación varía ligeramente de un individuo a otro, obteniéndose volúmenes diferentes de cada fracción. Por lo tanto, se debe contar siempre desde la serie blanca hacia arriba, y de obtenerse más plasma, este será PPGF, cuyo volumen puede variar entre 1 y 2 ml. Así, si tenemos 4,5 ml de sangre, será 1 ml de PRGF, 1 ml de PGF y, el resto, PPGF.

- Todo el proceso se realiza con técnica estéril, aséptica, ya que el PRP se introduce en el organismo humano de manera directa, ya sea en una articulación, una lesión musculoesquelética, intradiscal, etc.

Cuando el PRP se destina a tratar lesiones de partes blandas, no se considera necesaria la activación previa, debido a que esta se produce *in situ* al contacto con el colágeno tendinoso o con el propio coágulo de la rotura fibrilar.

Cuando el PRP se utiliza para facilitar osteointegración de implantes, o cuando se usa para el tratamiento de la osteoartritis de rodilla, suele preferirse cierta activación (con trombina o cloruro cálcico) que, además, le confiere una consistencia gelatinosa que facilita su uso quirúrgico. Esta activación con el cloruro de calcio será de 0,01 ml por cada cc de PRP.

Lo obtenido será lo siguiente:

- Fracción 1 -PPGF-: Los primeros 500 microlitros (0,5 ml) es un plasma pobre en plaquetas y, por lo tanto, pobre en factores de crecimiento.
- Fracción 2 -PGF-: Los siguientes 500 microlitros (0,5 ml) corresponderán a un plasma con un número de plaquetas similar al que tiene la sangre periférica.
- Fracción 3 -PRGF-: La fracción de plasma más rico en plaquetas y factores de crecimiento son los 500 microlitros (0,5ml) que se encuentran encima de la serie blanca. Esta fracción es la más importante para nuestros objetivos.

En el gráfico siguiente obtenido de bibliografía de apoyo se demuestra de manera muy clásica cómo obtener el PRP y una de sus tantas formas de aplicación. Repetimos, hay muchas maneras de practicar este proceso, inclusive se habla de doble centrifugación, el uso de control de temperatura, el uso de rayos ultravioleta, etc., pero como médico prefiero, después de haber experimentado otras alternativas, la que demuestro a continuación.

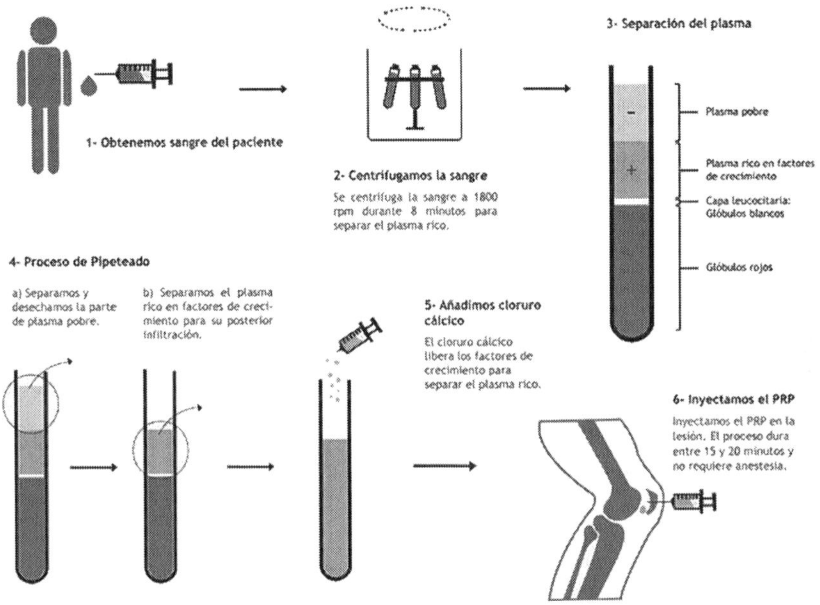

Según Acebes Huerta y otros, se puede proponer que las plaquetas se utilicen como “caballos de Troya” para cargar medicamentos o terapias biológicas debido a su biocompatibilidad y la posibilidad de dirigirse a lugares específicos. La quimioterapia se utiliza ampliamente como tratamiento de primera línea en muchos tipos de tumores. Sin embargo, puede inducir varios efectos secundarios en las células normales debido a su citotoxicidad y la orientación no específica en el cuerpo. El desarrollo de nuevos sistemas de administración de medicamentos es uno de los principales objetivos en el manejo del cáncer. En este sentido, la evidencia emergente ha demostrado que las plaquetas tienen la capacidad de reconocer e interactuar con las células tumorales, y el cruce de información entre plaquetas y células tumorales se puede utilizar para diseñar nuevas estrategias terapéuticas.

Una de las opciones terapéuticas más prometedoras para reducir las recaídas de tumores locales y distales podría ser el uso de plaquetas como portadores, teniendo en cuenta su capacidad para reconocer y activarse en el lugar de la lesión después de la cirugía. Apoyando esta idea, Zhen Gu y los colaboradores generaron plaquetas PD-1-expressing para su uso como tratamiento de consolidación postcirugía. Las plaquetas de expresión PD-1 podrían acumularse específicamente dentro de la herida quirúrgica tumoral y mejorar la respuesta inmune antitumoral, permitiendo la eliminación de células tumorales residuales.

Las aplicaciones variadas, según la patología, han sido controversiales en muchos países donde esta práctica no ha querido ser reconocida por las compañías aseguradoras ante la fuerte competencia de estas amparadas por la industria química farmacéutica, la cual presenta un abanico de químicos antinaturales para el tratamiento de las diferentes afecciones, que con el uso del ozono y el PRP activado han demostrado su altísima eficacia.

Mas, sin embargo, la cantidad de trabajos sobre el tema ya ha desbordado a PUB-Med y a otras tantas bases de datos que se dedican a almacenar y publicar trabajos relativos a este tema, lo cual quiere decir que en poco tiempo este defecto administrativo caerá por su propio peso ante la evidencia médica publicada.

A manera de conclusión, la diversidad de criterios que cada día se publican y que se presentan en eventos mundiales estarán siempre en vanguardia médica, pudiendo ser esto, en su momento, la referencia histórica de lo que hacemos actualmente y de los beneficios de esta práctica.

Cómo el O_3 ayuda a reparar los tejidos musculoesqueléticos (reparación de tejidos)

Cuando el O_3 entra en contacto con líquidos orgánicos como plasma, linfa, orina y saliva, interactúa altamente con todos los componentes tisulares y puede reaccionar con antioxidantes, glutatión, cisteína, albúmina, ácido ribonucleico (ARN) y ácido desoxirribonucleico (ADN).

Todos estos reactivos participan en el proceso de ozonización y en la formación de productos de oxidación de lípidos POL y ROS. Estas dos moléculas funcionan como reguladores bioquímicos de la inflamación y las concentraciones fisiológicas.

Los ROS se describen como una acción altamente inestable e inmediata con una vida media de menos de un segundo. Es común que los pacientes reporten la sensación de bienestar durante el curso de la O_3 terapia[BR6] , y esto se debe a los LOP que estimulan el sistema nervioso central y el sistema endocrino, mientras que también mejora la producción hormonal, libera neurotransmisores y ayuda en el metabolismo.

Se demostró que el O_3 es capaz de promover la preservación y el aumento de los sistemas antioxidantes endógenos, a través de un estudio realizado por estudiosos de este tema en Italia.

Otro estudio que abordó la ozonización de los resultados de muestras plasmáticas ricas en plaquetas demostró el aumento de la interleucina (IL)-8. El aumento de IL-8 permite que los leucocitos dejen la circulación en los tejidos para facilitar la fagocitosis de bacterias y tejido necrótico de úlceras. Los resultados también mostraron un aumento en los factores de crecimiento, como el factor de crecimiento derivado de plaquetas (PDGF), IL, y la transformación del factor de crecimiento beta (TGF-)1. Lime y otros demostraron que cuando las heridas dérmicas fueron expuestas a O_3, aumentó la actividad del factor nuclear kappa B, un importante inmunomodulador de la inflamación y la expresión de TGF-o, que es esencial para la remodelación del tejido.

De esta forma, la combinación de PRP más ozono es una estrategia ideal para la reparación de tejidos afectados, ya sea por trauma espontáneo o por trauma quirúrgico, acelerando los tiempos de recuperación e integración a la práctica deportiva o a las tareas habituales del paciente.

Oxigenación muscular

El papel de la terapia con el O_3 se observó en los tejidos hipóxicos, que son aquellos en los que los tejidos están por debajo del nivel normal de un suministro adecuado de oxígeno.

Un estudio demostró que la ozonoterapia puede cambiar el nivel de oxigenación en los músculos en reposo midiendo directamente la presión del oxígeno, y se comprobó que a través de la autohemotransfusión, la ozonoterapia evita la toxicidad pulmonar por el estrés oxidativo.

Los efectos del O_3 están mediados por la rápida oxidación de sustancias sanguíneas tales como el peróxido de hidrógeno y las lipoproteínas peroxidadas, que son especies reactivas de oxígeno que pueden activar la derivación de monofosfato de hexosa.

La modificación de la carga se realiza mediante el aumento de malondialdehído y peroxidación lipídica, así como una mejora de la reología sanguínea y la flexibilidad de la membrana de eritrocitos. Esto ya lo hemos comentado en el capítulo anterior.

La colaboración de óxido nítrico, adenosina y prostaglandinas puede disminuir la resistencia vascular, y se presume que esto conducirá a la redistribución del flujo sanguíneo. Lo anterior es apoyado por los datos recogidos en el estudio que muestra la correlación entre el cambio en la presión de la terapia postozono de oxígeno y la oxigenación inicial, como hemos visto en gráficas antes y después de la ozonización de sangre en pacientes.

Otro posible mecanismo para explicar los resultados de este experimento es el aumento en la producción de 2,3-difosfoglicerato en eritrocitos, la peroxidación lipídica de las membranas de glóbulos rojos se puede lograr con la activación de la derivación de monofosfato de hexosa. Ambos causarían un cambio hacia la derecha en la curva de disociación de oxihemoglobina, lo que en última instancia conducirá a un aumento de la liberación de oxígeno al tejido, mejorando toda condición hipóxica local o general.

Capítulo VII

Síndrome de fatiga extrema y fibromialgia. Análisis, recomendaciones y tratamiento con O_3.

El Síndrome de fatiga crónica (SFC) o enfermedad e intolerancia al esfuerzo sistémico (EIES), también conocido como EM/SFC (encefalopatía miálgica / síndrome de fatiga crónica), y para el que ahora se recomienda el nombre encefalomielitis miálgica (ya usado en el pasado para esta condición) es una enfermedad clasificada por la OMS con el número G 93.3.en el CIE-10, dentro de las enfermedades neurológicas; la Organización Mundial de la Salud la considera como una enfermedad neurológica grave, y aparece en la lista americana de enfermedades infecciosas nuevas, recurrentes y resistentes a los medicamentos. Este síndrome también se conoce como mononucleosis crónica, el virus de Epstein Barr, síndrome posterior a afección viral severa y encefalitis viral postinfección.

A lo largo de los años se han postulado múltiples causas como origen de la enfermedad. Hace veinte años se le llamó la gripe del yuppie, pues se pensó que afectaba especialmente a jóvenes profesionales urbanos, entre 20 y 40 años, que sufrían de agotamiento por estrés. Posteriormente, se pensó que se trataba de una infección crónica del virus de Epstein-Barr, causante, como dijimos, de la llamada mononucleosis infecciosa o "enfermedad del beso".

Más tarde se propuso un sobrecrecimiento intestinal infeccioso del hongo *Candida albicans* (candidiasis), fruto del estilo de vida estresante, la inadecuada alimentación rica en azúcares e hidratos de carbono de absorción rápida, el exceso de consumo de antibióticos y corticoides, etc. Otras teorías señalan a los pesticidas o agentes químicos tóxicos ambientales y alimentarios excesivos en las sociedades industrializadas (intoxicaciones por insecticidas organofosforados, disolventes y por monóxido de carbono). Otros residuos, como los metales pesados, en particular el mercurio, especialmente el contenido en los empastes de las amalgamas dentales y vacunas están bajo sospecha, así como la radiación electromagnética ambiental, más que todo desde el desarrollo de la telefonía móvil y la proliferación de antenas. Los edulcorantes artificiales como el aspartamo, las infecciones dentales crónicas ocultas en las endodoncias y en los huesos maxilares, son también fuente de hipótesis no demostradas.

También se ha considerado que se asocia a situaciones de alteración del ritmo o calidad del sueño y de estrés psicológico intenso, como el *mobbing* (hostigamiento o acoso laboral) y el trastorno por estrés postraumático. Incluso, a situaciones de hipersensibilidad ambiental, como la hipersensibilidad química múltiple, el síndrome del edificio enfermo (sectores habitacionales o laborales contaminados por aire circulante en malas condiciones) y el síndrome de la Guerra del Golfo (esta enfermedad se caracteriza por unos síntomas inespecíficos y variables como cansancio, dolores musculares y de las articulaciones, migraña, pérdida de la memoria y estrés postraumático). Otras teorías señalan a los pesticidas o agentes químicos tóxicos ambientales y alimentarios excesivos en las sociedades industrializadas (intoxicaciones por insecticidas organofosforados, disolventes y por monóxido de carbono).

Como se puede apreciar, son varias las posibles causas de origen de esta severa afección que, primordialmente, afecta al sexo femenino entre los 30 a 60 años, siendo un gran número de pacientes, cerca de dos millones en USA, registradas por los organismos de salud pública americana, y es responsable, además, del gran problema socioeconómico que se genera por la pérdida de masa laboral temporal.

Pudiésemos resumir que las posibles causas del SFE quedarían agrupadas de la siguiente manera, sin que esto sea un dogma, por supuesto:

- Sin infección: aproximadamente 1 de cada 10 personas que desarrollan ciertas infecciones, como el virus Epstein-Barr y la fiebre Q, van a desarrollar EIES/SFC. También se han estudiado otras infecciones, pero no se ha encontrado ninguna causa.

- Cambios en el sistema inmunitario: la EIES/SFC puede desencadenarse por cambios en la manera en que el sistema inmunitario de una persona responde al estrés o a la enfermedad.

- Estrés mental o físico: muchas personas con EIES/SFC han estado bajo intenso estrés mental o físico antes de enfermarse.

- Producción de energía: la manera en que las células dentro del cuerpo obtienen energía es diferente en las personas con EIES/SFC que en las personas sin esta afección. No está claro cómo está relacionado con el desarrollo de la enfermedad.

Sin embargo, la fisiopatología y/o su causa de origen, aún permanece sin evidencia franca, aunque el antecedente de haber padecido una severa infección vial o bacteriana siempre está detrás de estos pacientes, la cual ha afectado definitivamente el sistema inmunológico, según los datos de laboratorio.

Algunos autores han referido la familiaridad de esta afección con una importante disminución de los niveles de la hormona de crecimiento, cuando en su papel de trabajo en el hígado afecta la liberación y síntesis de la somatomedina C, mediador importante de la homeóstasis muscular, evitando o contrarrestando el dolor muscular de la fibra estriada. Lo que sí se ha demostrado es el daño mitocondrial y su disfunción oxidativa, al incrementarse los niveles de 8-hidroxy-2-dexosiguanosina y el malondialdehido en los músculos estriados.

Manifestaciones clínicas:

Esta afección está caracterizada por dolores musculoesqueléticos difusos de severidad variable, rigidez articular que afecta a las pequeñas articulaciones, fatigabilidad muy fácil a pequeños esfuerzos, cefaleas difusas tipo migrañosas, dificultad para conciliar un sueño reparador, dismenorrea y síndrome de colon irritable con alteración en la calidad de las evacuaciones, irritabilidad emocional muy fácil, sensación de sueño permanente, dismenorrea en el caso de las mujeres.

La referencia del Centro de Control y Prevención de Enfermedades de USA ha constatado algunos síntomas mayoritarios que identifican a esta patología, que además de fatiga severa los últimos 6 meses, también se asocia con los siguientes síntomas:

- Dolor de garganta y dificultad para deglutir normalmente
- Fiebre de 38 °C
- Dolor recurrente musculoesquelético y de pequeñas articulaciones
- Cefaleas difusas y periódicas
- Trastornos pasajeros de memoria y retención de ideas
- Trastornos del sueño
- Fatiga mental y astenia frecuente
- Debilidad muscular y flacidez

Igualmente, la Academia Americana de Reumatología reconoce que el tener más del 50 % de los puntos dolorosos descritos por esta institución (11 de 18 puntos), calificaba para este criterio diagnóstico.

Mecanismo de acción del ozono en estos casos:

Después de que el O_3 entra en contacto con la sangre, reacciona inmediatamente con varias moléculas reductoras, como agentes antioxidantes, ácidos grasos insaturados que contienen enlaces dobles para producir especies reactivas de oxígeno.

Tanto los productos de peroxidación lipídica como el peróxido de hidrógeno, se generan cuando el O_3 reacciona con ácido graso poliinsaturado (PUFA). Los sistemas antioxidantes enzimáticos, como el aldehído deshidrogenasa y la glutatión transferasa, neutralizan la toxicidad de ambas moléculas (LP y peróxido de hidrógeno), y actúan como mensajeros secundarios que estimulan la generación adicional de enzimas antioxidantes.

Esto se puede hacer si el O_3 se administra en cantidades que son capaces de lograr un efecto terapéutico que puede proteger contra los radicales, no es tóxico, y se empieza con concentraciones bajas mientras paulatinamente se suben hasta encontrar una mejoría significativa de los síntomas.

Se encontró que la presencia de O_3 mejoró la glucólisis o se aceleró a través de la activación de la cadena respiratoria mitocondrial. La ozonoterapia causará un aumento en el nivel de oxigenación debido a la mayor eficiencia del sistema enzimático antioxidante, mejorará la producción de serotonina y la microcirculación. La producción de endorfinas fue mejorada por la placa motora neural, así que los pacientes que tenían fibromialgia mejoraron sus actividades diarias en un 40 % y los trastornos del sueño en un 6 %.

Estos son los 18 puntos dolorosos descritos por la Academia Americana de Reumatología, conocidos mundialmente como referencia para la clasificación de estas afecciones. Esta condición patológica tiene mucha familiaridad con la fibromialgia y se puede resumir que, en general, estos serán sus más detallados síntomas:

En casos severos, la sintomatología puede ser la siguiente: agotamiento muy profundo, dolores generalizados, sensación de debilidad al menor esfuerzo físico, mental o emocional; insomnio, pesadillas, despertares con frío, sudoración, taquicardias, sueño no reparador, despertar tan agotados y enfermos como se acostaron; intolerancia al frío y al calor, los cambios climáticos, humedad, sequedad, respuestas de hipersensibilidad generalizada a múltiples agentes —como alimentos habituales antes tolerados, alcohol—, hipersensibilidad a olores fuertes, perfumes, vapores químicos y tóxicos, como gasolina, detergentes, suavizantes —síndrome de intolerancia química múltiple—; a las luces brillantes, a los ordenadores y televisores, a los campos electromagnéticos, a múltiples medicamentos, especialmente los que afectan el sistema nervioso central, migrañas, mareos y vértigos, sensación de mareo permanente, náuseas, diarreas, colon irritable, inflamación de vejiga, próstata, infecciones y molestias urinarias, genitales, infecciones respiratorias, rinitis crónicas, asma, frecuentes alteraciones hepáticas y problemas de digestión de las grasas y los hidratos de carbono, síntomas de enfermedad cardíaca, especialmente al esfuerzo o en respuesta al estrés, empeoramiento severo al hacer ejercicio, entre otros síntomas.

Fibromialgia

La fibromialgia (o síndrome de fibromialgia, antiguamente fibrositis) es una enfermedad crónica que se caracteriza por dolor musculoesquelético generalizado, con una exagerada hipersensibilidad (alodinia e hiperalgesia) en múltiples puntos predefinidos *(tender point)*, sin alteraciones orgánicas demostrables. La fibromialgia también se conceptualiza como una enfermedad reumática, lo que significa que causa dolor miofascial o dolor de tejido blando.

Su origen es neurológico, y el dolor resultaría de desequilibrios neuroquímicos a nivel del sistema nervioso central y que causan alodinia e hiperalgesia generalizadas. Esta condición también se ha visto en otros cuadros asociados con dolor crónico, tales como el síndrome de intestino irritable, la cistitis intersticial, los trastornos de la articulación temporomandibular y la osteoartritis.

Clasificación

En el año 2007, Müller estableció una clasificación de fibromialgia basada en cuatro grupos:

1. Fibromialgia con extrema sensibilidad al dolor, sin enfermedad psiquiátrica asociada.
2. Fibromialgia acompañada de síndrome depresivo.
3. Depresión acompañada de síndrome de fibromialgia.
4. Fibromialgia debida a somatización.

En 1992, la fibromialgia fue reconocida como una enfermedad por la OMS y clasificada con el código M79.7 de la Clasificación Internacional de Enfermedades, en cuya revisión CIE-10 la clasifica dentro de los reumatismos.

La principal causa de la fibromialgia es la **sensibilización central**. Esta consiste en una mayor excitabilidad de la vía sensitiva y dolorosa a partir de la segunda neurona. Esta mayor excitabilidad es producto de estímulos dolorosos repetitivos, que llevan a una modulación endógena deficiente del dolor, en conjunto con un trastorno en los mecanismos de inhibición del dolor a nivel de la médula espinal. La plasticidad neural está modificada a largo plazo en los pacientes con fibromialgia, de tal forma que un estímulo doloroso repetido o un estímulo normalmente no doloroso se percibe con mayor dolor al compararlo con personas sin este trastorno, manteniéndose esta condición durante la vida.

Cuadro clínico

Dolor musculoesquelético difuso y generalizado; el dolor suele ser intenso y en muchas ocasiones difícil de describir; en general, empeora con el ejercicio físico intenso, el frío y el estrés emocional, causando crisis de ansiedad, astenia, adinamia, fatiga y cansancio fácil.

Diagnóstico clínico

La fibromialgia se confunde frecuentemente con otros padecimientos reumáticos diferentes, como el lupus eritematoso, artritis reumatoide, espondiloartropatías, la artrosis, el síndrome de fatiga crónica, la deficiencia de vitamina D o de vitamina B12, la polimialgia reumática o el síndrome de Sjögren, y enfermedades neurológicas (mielitis transversa, esclerosis múltiple, polineuropatías periféricas. Por consiguiente, el diagnóstico diferencial resulta fundamental. Luego de descartadas otras enfermedades, se comprueba la existencia de los denominados *tender points*, que no es lo mismo que los *puntos gatillo* o *trigger points* del síndrome miofascial.

En todos estos casos de SFE y fibromialgia se ha comprobado que el estrés oxidativo se encuentra severamente incrementado en estos pacientes, posiblemente relacionado con una enfermedad de base o como factor secundario. Es acá donde la ozonoterapia entra a jugar un papel de soporte, debido a sus mecanismos de acción sobre esta condición oxidante y patológica.

Las evidencias científicas de que el ozono conduce a una regulación de los sistemas antioxidantes activando funciones inmunológicas con supresión de procesos inflamatorios —lo cual es importante para corregir el estrés oxidativo observado en la fibromialgia— es explicado por la evidencia científica demostrada.

Autores han detectado un incremento sanguíneo de los niveles de 2-5 A sintetasa en los linfocitos circulantes, enzima que es un biomarcador fundamental de la síntesis del interferón, siendo esta citoquina la causante prototipo del conocido síndrome flu-like (síndrome seudogripal). Está más relacionado con lesiones mitocondriales explicadas por alteración del uso del O_2, con las consecuencias ya conocidas. Sin embargo, no se puede asegurar si una infección primaria es la responsable de la alteración del eje adrenal-hipotalámico-hipofisario caracterizado por una baja circulación del cortisol, asociado a una irregular secreción de neurotransmisores centrales, tales como la serotonina, opioides, o arginina angiotensina.

También se ha hablado de una baja concentración de la hormona del crecimiento, la cual regula la síntesis hepática de somatomedina C, responsable esta última de la homeostasis muscular y relacionada con el dolor muscular, lo cual explicaría que una baja concentración de esta somatomedina C estará involucrada en el dolor musculoesquelético difuso en la fibromialgia y el SFE.

Tratamiento

Los tratamientos para estas afecciones han sido muy controversiales y difusos. Acá se han indicado antidepresivos cíclicos, antiinflamatorios, relajantes musculares, antivirales, esteroides, vitamina B12, aminoácidos, etc. Las terapias físicas y las de orientación psicológica han ayudado de manera moderada a algunos pacientes.

Por supuesto que los resultados también son controversiales ya que arrojan pobres finales en cuanto a estas afecciones. La ozonoterapia vía hemática o autohemoterapia mayor ha sido una forma de tratar estas patologías tan molestas, con resultados y variaciones dependiendo de escuelas y protocolos diversos.

Pero ¿cómo actuaría la ozonoterapia en estas afecciones tan difíciles de tratar en muchos casos? Después de que el O_3 entra en contacto con la sangre, reacciona inmediatamente con varias moléculas reductoras como agentes antioxidantes, ácidos grasos insaturados que contienen enlaces dobles para producir especies reactivas de oxígeno. Tanto los productos de peroxidación lipídica como el peróxido de hidrógeno se generan cuando el O_3 reacciona con los ácidos grasos poliinsaturados (PUFA).

Los sistemas antioxidantes enzimáticos, como el aldehído deshidrogenasa y la glutatión transferasa neutralizan la toxicidad de ambas moléculas (LP y peróxido de hidrógeno) y actúan como mensajeros secundarios que estimulan la generación adicional de enzimas antioxidantes. Esto se puede hacer si el O_3 se administra en cantidades que son capaces de lograr un efecto.

La ozonoterapia causará un aumento en el nivel de oxigenación debido a la mayor eficiencia del sistema enzimático antioxidante, al mejorar la producción de serotonina y la microcirculación. La producción de endorfinas fue mejorada por la placa del motor, así que los pacientes que tenían fibromialgia mejoraron sus actividades diarias en un 60 % y los trastornos del sueño en un 20 %.

También existe la forma de la insuflación rectal para casos indicados, en los cuales las vías venosas no son la mejor alternativa, o puede pasar que el paciente no se sienta agradado, o que reciba tratamiento endovenoso por otra condición. Lo cierto de esto es que la ozonoterapia en sí no es la única forma de tratar esta afección, la cual deberá estar acompañada de tratamientos colaterales y aplicaciones musculares en las zonas, o infiltraciones de los puntos dolorosos que se encuentren en el paciente. De igual manera, el apoyo psicológico y fisioterapéutico es mandatorio en el tratamiento de estos pacientes.

Hay muchos trabajos que indican diferentes formas y aplicaciones de la ozonoterapia con resultados más o menos parecidos, lo cual hace que recomendemos un tratamiento que particularmente hacemos y nos ha dado satisfactorias respuestas.

Nuestra experiencia indica que aplicando autohemoterapia menor dos veces por semana, entre 5 cc a 10 cc, a una concentración creciente de 10-15-y 20 mg/ml, asociado a terapia física y orientación psicológica con la alternativa de la toma de antidepresivos orales tipo sertralina tomada en las noches por un lapso de 15 días, nos dio un total de 87 % de excelentes resultados, medidos por VAS.

Luego indicamos AHTMy cada 15 días por dos meses, y al término de este lapso retiramos la toma de antidepresivos orales. Otros autores realizaron por autohemotransfusión en 55 pacientes y por insuflaciones rectales de ozono en 10 pacientes, según los protocolos SIOOT (Sociedad Científica de Ozonoterapia de Oxígeno), dos veces por semana durante un mes, y luego dos veces al mes como terapia de mantenimiento. No asociaron antidepresivos orales ni terapias alternativas de recuperación física o psicológica.

Otros estudios se iniciaron con un volumen de 200 ml de sangre a una concentración de ozono de 20 mg/ml durante un periodo de cuatro semanas, incrementando dicha concentración hasta llegar a 50 o 60 mg/ml.

Las aplicaciones musculares percutáneas fueron con 5 cc a 10 cc de gas ozono a una concentración de 5 o 15 mg/ml en los puntos álgidos de la región cervical y supraescapular. Acá se debe esperar sensación de dolor al momento de la infiltración, por lo cual se recomienda infiltrar lentamente y comenzar siempre por bajas concentraciones hasta llegar a la máxima.

Autohemoterapia menor semanal por 4 a 6 sesiones 10 cc a 20 mg/ml de O_3 asociados a ozonoterapia muscular cérvico-trapezoidal superficial y subcutánea media, dos veces por semana a razón de 10 cc, empezando con bajas concentraciones hasta llegar a 15 microgramos por ml de O_3. Al término de estas sesiones, se recomendará autohemoterapia mayor semanal por tres semanas con igual protocolo de cérvico-trapezoidal, de ser necesario.

Ambos tratamientos se asocian a sertralina vo. nocturna por 10 días y medios físicos externos posterior a la terapia local con O_3 de crioterapia, ciclos de 10 minutos por 15 de descanso tres veces el día posterior a la administración de O_3.

En conclusión: autohemoterapia mayor y/o autohemoterapia menor asociadas a O_3 intramuscular en los *triger points*, asociados a antidepresivos orales y a terapias físicas y psicológicas, han sido la manera de paliar esta difícil afección.

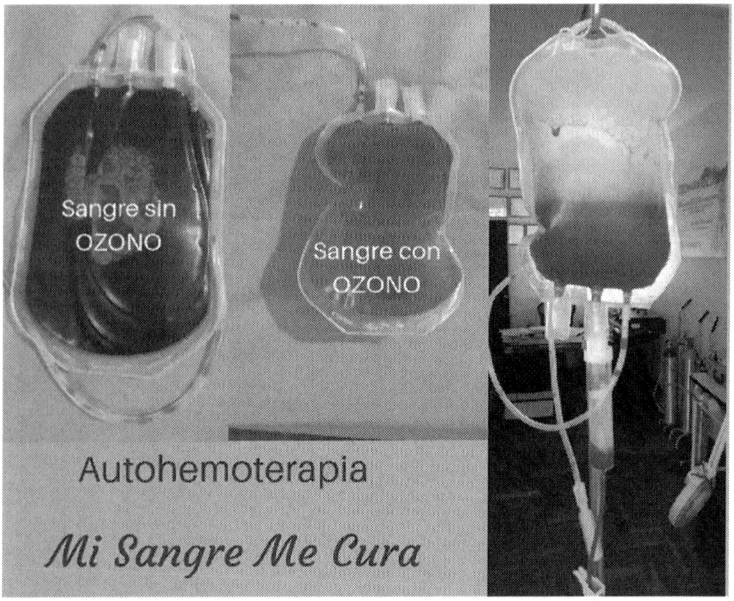

Capítulo VIII

AHTMy (autohemoterapia mayor), AHTMn (autohemoterapia menor), IR insuflación rectal. Formas, maneras, indicaciones y contraindicaciones. Mecanismo de acción.

¿Qué es la **autohemoterapia** en sí y cuál es su mecanismo de acción? De esta manera empezaremos este capítulo, pues es muy importante saber qué estamos provocando con este tratamiento y cuál será el objetivo.

Primeramente, debemos decir que la autohemoterapia mayor reproduce algo similar a un choque terapéutico inducido por la toma y reinfusión de sangre ozonizada, la cual produce cambios homeostáticos transitorios que, particularmente en pacientes muy enfermos, resulta en una liberación violenta de los elementos hormonales, incluyendo la cortisona o cortisol, que pueden explicar la sensación de bienestar inmediata del paciente. Se ha probado la efectividad de la OT para modular el sistema inmune, al inducir la producción de citocinas a partir de las células mononucleares de la sangre y regular el estrés oxidativo por estimulación de los sistemas antioxidantes celulares.

Pero las realidades están muy lejos de lo que verdaderamente acontece, como veremos a continuación. Se trata de un procedimiento insuperable con basamento científico a toda prueba, el cual consiste en obtener por vía venosa una cantidad de sangre que varía de acuerdo con el objetivo, y la cual será expuesta al gas ozono por un lapso no mayor de 1 minuto para luego ser retransfundida al mismo donador. Este volumen de sangre será entre 50 ml a 200 ml mínimo y máximo para poder obtener una respuesta, y cuando se trata de la AHTMm (autohemoterapia menor) de 5-10 ml de sangre para ser administrada IM al mismo donador.

¿Y qué suele ocurrir después de que la sangre ozonizada es retransfundida?

Recordémoslo de la manera más sencilla, y empecemos analizando que el primer sistema intracelular antioxidante es el sistema de la glutatión peroxidasa, el cual actúa sobre los radicales libres deteniendo su actividad. Una vez oxidada ya pierde su efecto eliminador de radicales libres, pero gracias a la presencia de vitamina C y E es reducida y comienza la batalla de nuevo, por ello es importante entender que estas vitaminas no son las guerreras solas o exclusivas en contra de los radicales libres, sino que gracias a la presencia de la GPO oxidada la reducen, y la batalla antirradicales libres se activa de nuevo. Recordemos que esta enzima es activada a nivel hepático una vez que el ozono llega a la célula hepática, por ello es importante tomar en cuenta que primero debe practicarse la AHTMy y después los tratamientos IV de vitamina C, glutatión y otros derivados.

Por otro lado, la AHTMy actuará estimulando la producción y almacenamiento de enzimas antioxidantes incluyendo a las tres guerreras, que son la misma glutatión peroxidasa, la superóxido dismutasa y las catalasas. Se ha comprobado exitosamente el incremento de estas tres enzimas después de 5 a 6 tratamientos de AHTMy.

Se pudiese concluir que la ozonización de la sangre tiene por objetivo natural, y así se explica, estimular la formación y presencia de monocitos y linfocitos T a manera de inducción. Liberará cantidades de interferón, interleuquinas, factores de necrosis tumoral, todo de acuerdo a las concentraciones de O_3 en sangre, pues de lo contrario pudiésemos incurrir en fallas conductoras a efectos no deseables.

Estas citocinas estimuladas y liberadas ajustarán funciones inmunológicas, tales como la activación de los macrófagos y neutrófilos, incrementarán el complejo histocompatibilidad y activarán las conocidas células Killer.

Todas estas acciones tendrán lugar en el bazo, médula ósea y nódulos linfáticos, activándose pues, estas citoquinas y conduciendo a una deseada inmunoestimulación sin efectos colaterales.

Se ha comentado mucho sobre los equipos que se deben utilizar para este procedimiento de autohemoterapia mayor, de los cuales los mejores recomendados son los componentes de vidrio para el almacenamiento de la sangre. En un principio, los componentes elásticos de PVC solamente eran usados para almacenar sangre, pero con el tiempo comenzaron a ser utilizados para la ozonización de la sangre. El problema se origina cuando se agrega el ozono a estas muestras sanguíneas, pues causan un incremento de liberación de micropartículas de plástico conocida como falatos, las que van a mezclarse con la sangre y originar consecuencias preocupantes para el paciente después de la transfusión. Pudiera ser que estos falatos no sean elementos tóxicos, pero las micropartículas que se derivan de estos pueden, a nivel del sistema retículo endotelial del hígado y la médula ósea, presentar un potencial estímulo carcino genético.

Sin embargo, al pasar de los años estos productos derivados de PVC han ido mejorando con el tiempo, y su uso se ha venido haciendo más práctico en países latinoamericanos sin que esto signifique subdesarrollo o atraso, como algunos colegas han mencionado. Ya desde el 2009 estos productos están presentes en los mercados médicos. Lo importante es NO ALMACENAR sangre en esos envases y solo usarlos para la mezcla de ozono y su correspondiente anticoagulante, ya sea citrato o heparina.

Las recomendaciones para el paciente que recibirá AHTMy serían las siguientes, según la AAO:

- El paciente debería estar bien hidratado antes de cada tratamiento
- El paciente debería comer antes de cada tratamiento

- El paciente debería evitar tomar cualquier tipo de vitaminas o minerales antes de cada tratamiento
- Siempre estar preparado para cualquier reacción vasovagal

Siempre hay que tener en cuenta las dosis de ozono, la cual será nada más que la cantidad de ozono entregada al organismo. Esto se obtiene multiplicando el volumen por las unidades de la concentración. Por ejemplo: 100 cc de sangre en 100 cc de O_3, a 50 mcg/cc = 5,000 mcg/ml/1000 = 5 mg. Las concentraciones de ozono para usos sistémicos van desde 10 a 70 mcg/ml. Concentraciones superiores a 80 mcg/ml deben evitarse dado el riesgo de hemólisis, disminución del 2,3 DPG y una consecuente incapacidad de activación de las células inmunocompetentes.

Recordemos que dosis altas de 8 a 10 mg son mejores para pacientes fuertes, y dosis altas de 12 mg son mejores en condiciones de infecciones agudas, ya sean bacterianas o virales. Dosis bajas de 4 mg son mejores para pacientes débiles, y 10 mg igualmente son mejores para tratar condiciones crónicas de estos pacientes.

De todas maneras, siempre es aconsejable comenzar con dosis mínimas acordadas para cada tipo de paciente e ir incrementando con el tiempo hasta llegar a las máximas concentraciones deseadas, sobre las cuales el paciente informará al sentir su bienestar, y el medico valorará igualmente la mejoría clínica. Sin embargo, cuando se haya decidido la dosis correcta, la recomendación es dar la mitad de esta la primera vez de tratamiento e ir incrementando, como se dijo, dependiendo de la respuesta del paciente.

Hay informaciones de otros países y escuelas donde generalmente usan concentraciones de 45 y 50 µg por centímetro cúbico, el doctor Bocci, siempre recomienda llegar hasta 75 y 80 µg por centímetro cúbico de sangre y no utilizar mayores dosis de estas, pues comprobó que su efecto terapéutico generalmente disminuye y no hay utilidad para el paciente. Igualmente se recomienda en pacientes hemofílicos o usando cumarina o aspirina, que estos pueden ser tratados con seguridad, pero las dosis de heparina que se utilicen deben ser mucho menores.

La AHTMy es, pues, un método efectivo y simple, pero que requiere de experiencia médica y conocimiento práctico integral, a fin de entender qué está ocurriendo metabólica y bioquímicamente durante su aplicación.

El método sencillo consiste en la obtención de un volumen mínimo 50 cc, máximo 200 cc de sangre a través de un catéter número 19 gauge y depositar esta sangre en un recipiente de vidrio, o plástico autorizado (PVC), para luego aplicar el anticoagulante seleccionado y, posteriormente, el volumen de ozono necesario para la aplicación. La recomendación de la mezcla de ozono y sangre debe ser a partes iguales.

En relación con los anticoagulantes hay que recordar que el citrato de sodio su dosis será de 10 ml por cada 100 ml de sangre, este producto mejorará la producción de citocinas, mientras que la adición de heparina no tiene efecto en la producción de citocinas, aunque Bocci expresa algo diferente, y en relación con el fosfato citratado, pues este sí deprime la producción de citocinas.

Se ha dicho que el citrato de sodio es el mejor anticoagulante y es bastante segura su aplicación, más en pacientes anticoagulados o en pacientes bajo la toma de aspirina o drogas antiagregadoras plaquetarias, o en pacientes con enfermedad hepática y bajos niveles de protrombina. En estos casos, el uso de heparina pudiese agravar la no coagulación y causar severas hemorragias, claro está, si se usan cantidades no normales.

Es importante también recordar que la heparina puede inducir a una trombocitopenia y microagregación plaquetaria cuando se usan concentraciones elevadas de ozono (70/80 mcg/ml), sin embargo, en

EBBO (circulación extracorpórea) y en enfermedades vasculares, se ha comprobado que induce el incremento de la liberación de los factores de crecimiento de las plaquetas y las citocinas procedentes de los leucocitos.

Si la heparina estuviese contraindicada, se puede usar el citrato fosfatado a 3.8 % como anticoagulante, pero en este caso no se debe agregar calcio, pues este disminuirá el efecto anticoagulante de citrato fosfatado. Al usar el citrato fosfatado, se debe multiplicar la cantidad de sangre a ser tratada por 13 y así se determina la cantidad de citrato fosfatado para ser agregado a la mezcla. Una vez preparado el sistema de recolección cualquiera sea el elegido, debe este previamente haber sido impregnado con heparina o con el citrato y, en algunos casos, solución de glutatión o un *stock* de calcio, siempre esto antes de llenar el ozono en el respectivo envase, todo dependerá del método a usar; particularmente procedo sólo a usar una inyectadora de 60 cc la cual he llenado con 30 cc de ozono a la concentración que se utilice según el caso que se trate. Inmediatamente agregamos 0,3 de heparina e impregnamos toda la superficie interna del envase para conectar de inmediato al catéter nro. 19, que ha sido colocado su punta mariposa en una vena de suficiente gauge a nivel del antebrazo en la región del pliegue del codo aspecto anterior, para obtener 30 cc de sangre venosa, y al llegar a dicha cifra por extracción, se procede a la gentil mezcla de ozono y sangre evitando la formación de burbujas o espuma. Luego de un par de minutos mientras se evita la activación definitiva de la coagulación intracatéter, se procede a la reinfusión de la sangre ozonizada, proceso que se repite 4 veces para un total de 120 cc de sangre transfundida.

Hay que recordar que la heparina, la solución de calcio citratado y el glutatión siempre deben ser añadidos antes de que el ozono sea agregado al envase seleccionado. Todo esto anteriormente referido depende del estilo o manera que se siga, y de acuerdo con los protocolos variantes. En cuanto a la frecuencia de las aplicaciones, hay muchas variables que dependen de la afección a tratar.

La forma de obtención de la sangre venosa es de conocida manera, recomendando usar la vena media del codo o sus vecinas de buen calibre y una mariposa de 19 gauge, de media pulgada, previa asepsia y antisepsia del lugar. Hay profesionales médicos que recomiendan una AHTMy dos veces por semana durante 8 a 10 sesiones, por dos semanas, hasta que la mayoría de los síntomas que se están tratando disminuyan al máximo, y luego de esto, reducir a una vez por semana a efecto de mantenimiento. Sus volúmenes también varían desde 60 ml a 200 ml de sangre con concentraciones que suelen empezar a 15, 25, 40 mcg hasta llegar a dosis altas de 50 mcg. Esto es muy variable y dependerá de la experiencia, población a tratar, patologías, etc. Siempre hay que recordar que más de 200 cc de sangre pudiesen provocar una lipotimia, y para evitar esa complicación, se recomienda la extracción en inyectadoras de 60 cc a razón de 30 cc de sangre más 30 cc de ozono usando 4 inyectadoras, de esta manera se evitaría esa complicación observada en algunas prácticas, aunque algunos autores no simpaticen con esta manera, el autor sí la recomienda.

En relación al volumen de sangre ideal, los alemanes usan de 50 a 100 cc; otros autores recomiendan hasta 225 ml máximo, así cada quien maneja su propio criterio, pero esto no debe ser un dogma, pues recomiendo que este volumen de sangre sea de acuerdo al peso del paciente, de la afección a tratar, el sexo y del estado de la enfermedad que se trate. Particularmente hemos adoptado protocolos que, dependiendo de la edad, patología a tratar, condición nutricional, y pronóstico nos han beneficiado con los resultados.

En casos de personas sanas, pero con una condición de estrés laboral, fatiga, mialgias leves a moderadas, insomnio, sin enfermedad orgánica alguna y que sólo se desee mejorar el estrés oxidativo, aplicamos AHTMy de 60 a 120 ml, empezando con concentraciones entre 12 a 15 mcg/ml una vez por semana por 4 semanas, y luego una cada 15 días, para concluir con una cada mes por tres meses. Esta concentración se irá subiendo a 5 mcg por sesión hasta detenernos en 25-35 mcg, dependiendo de la respuesta del paciente.

En casos de enfermedades crónicas de base, tales como artritis reumatoide, lupus, etc., empezaremos con un plan similar, pero sostendremos las dosis bajas por más tiempo hasta llegar a 20-25 mcg. En casos de atletas de alta competencia —los cuales suelen ser personas sanas—, el protocolo es similar en el tiempo, pero siempre iniciamos con 15 mcg hasta llegar a 25, y allí nos detenemos y practicamos un cuestionario sobre condiciones físicas y rendimiento deportivo (antes y después a la altura de la 4ta sesión de ozonoterapia mayor).

En casos de infecciones agudas bacterianas o virales, siempre iniciamos con concentraciones mayores, tales como 35/45 mcg; estos casos no son tan frecuentes en nuestra consulta.

En estos tiempos de pandemia de COVID-19, hemos aplicado como tratamiento profiláctico para estimulación del sistema inmunológico, a fin de elevar la concentración de linfocitos T, interferón y citocinas, con sesiones semanales de 6/8 a concentraciones de 20, 25 mcg/ml y volúmenes de 120-180 ml por sesión, con resultados muy halagadores mostrados en un trabajo prospectivo realizado en marzo del 2020 y terminado en agosto 2020, cuando se hizo un seguimiento de 30 pacientes sanos, pero que tuvieron contacto con familiares directos positivos a COVID-19, donde al final de las aplicaciones, 28 nunca enfermaron a pesar de la cercanía y contacto con los pacientes enfermos, y dos apenas sintieron síntomas, los cuales solo duraron 5 días, con elevación comprobada de la IgG a los 14 días de ser aumentadas cualitativamente.

Durante esta pandemia han salido al mercado numerosos fármacos recomendados para el tratamiento de la infección por virus SARS-19 responsable de esta infección pandémica, y unos más que otros han demostrado cierta acción en la reproducción o réplica viral, sin que se haya demostrado 100 % su efectividad.

Ozonoterapia en COVID con la AHTMy

El brote emergente de la enfermedad del coronavirus (COVID-19) causado por el coronavirus 2 del síndrome respiratorio agudo grave (SARS-CoV-2) continúa propagándose por todo el mundo. El espectro completo de COVID-19 abarca desde enfermedades leves y autolimitantes del tracto respiratorio hasta neumonía progresiva grave, insuficiencia multiorgánica y muerte. Existe una hipótesis razonable de que después de una primera fase viral con enfermedad de baja gravedad, podría haber una respuesta inmunitaria del huésped con linfopenia variable, y un síndrome de liberación de citoquinas inflamatorias (SCR) que desempeñaría un papel importante en los casos graves de COVID-19, lo que llevaría a un empeoramiento de la insuficiencia respiratoria aguda.

La primera y más popular aplicación es la autohemoterapia mayor O_3 (O_3-AHT), que requiere una muestra de sangre predeterminada (100 - 200 ml) para ser obtenida del paciente y, por lo tanto, utilizando cálculos y protocolos para esta causa, se puede infundir una concentración precisa de O_2-O_3.

El O_3 tiene muchos mecanismos de acción demostrados:

- Aumento de los glóbulos rojos 2,3 di-glucerofosfato (mayor liberación de oxígeno de hemoglobina)
- Modulación de la producción de óxido nítrico endotelial
- Inducción de una mayor diferencia de presión parcial arterial/ venosa, lo que indica un mayor consumo mitocondrial de oxígeno (producción de energía)
- Modulación del sistema inmunológico y reducción de la inflamación, Mejora del estado antioxidante, enzimas antioxidantes (incluyendo superóxido dismutasa), y glutatión en las células.

Sin embargo, ciertamente alguna acción efectiva ha tenido en especial el remdesivir IV, los esteroides IV u orales, los antinflamatorios orales, la azitromicina y, en casos más complicados, la heparina u otros anticoagulantes ante la aparición de microtrombos que han dañado al epitelio alveolar.

El O_3 *in vitro* interfiere con el contacto virus-célula en virus envueltos en lípidos, a través de la oxidación de lipoproteínas, proteínas y glicoproteínas, interfiriendo así con los ciclos reproductivos virales, el O_3 en la sangre reacciona con el antioxidante plasmático y da lugar a varios mensajeros, entre ellos el H_2O_2, que se difunde fácilmente en las células inmunitarias. Además, el O_3 actúa como regulador en la transducción de señales, facilitando varias respuestas inmunitarias. Otro efecto importante de O_3-AHT en el contexto terapéutico para el COVID-19, es la acción de bajar la regulación que contiene el dominio de la pirina (NLRP3), que se sabe que desempeña un papel crucial en la iniciación y continuación de la inflamación en diversas enfermedades. La terapia O_3-AHT se basa en el preacondicionamiento oxidativo que conduce a la reducción de IL-6 e IL-1b. Este efecto puede explicar una acción citoprotectora observada durante el tratamiento con O_3-AHT. Además, la terapia O_3-AHT se ha utilizado en la infección viral (ébola, gripe y VIH) con resultados preliminares buenos.

Lo cierto de esto es que la ozonoterapia, ya sea por la insuflación rectal, de la cual hablaremos más adelante, o a través de la AHTMy, si ha demostrado el estímulo de elementos dedicados a la batalla viral y la antirréplica, siendo esta un arma y coadyuvante a los tratamientos convencionales farmacológicos ya mencionados.

Este shock terapéutico, como lo describe el Dr. Bocci, inducido por la reinfusión de sangre ozonizada, produce un cambio homeostático transitorio, el cual en pacientes severamente enfermos ocasiona un efecto repentino de liberación hormonal, posiblemente el cortisol, el cual explica la sensación de bienestar que se siente al momento de la reinfusión.

Esta respuesta positiva y efectiva de bienestar nunca ha sido acompañada de efectos adversos, la cual sí se ha apreciado en pacientes tratados con anticuerpos inhibitorios de patologías.

En estados infecciosos virales o bacterianos hay que recordar que las dosis deben ser altas, hasta de 70 mcg/ml, a fin de no producir una hemólisis, descrita por Bocci cuando se aplicaban concentraciones mayores de estas con frecuencia diaria e interdiaria hasta analizar la mejoría del paciente, y después ir bajando la dosis hasta sostener un nivel adecuado de 20 mcg/ml, regularizando las aplicaciones semanales y hasta bisemanales, dependiendo de la mejoría del paciente.

Como detalle final, Shallenberger recomienda este esquema relativo a las dosis y estado patológico del paciente a tratar:

- Dosis bajas de 2 - 4 mg en pacientes débiles con afecciones crónicas
- Dosis moderadas de 5 - 9 mg en pacientes débiles con afecciones agudas, ya sean virales o bacterianas
- Dosis altas de 9 -14 mg en pacientes fuertes y saludables, pero con condiciones patológicas crónicas
- Dosis muy altas de 14 mg en pacientes fuertes con una condición aguda severa

En todos los casos, este autor recomienda empezar con la mitad de la dosis e ir incrementando hasta apreciar el beneficio del paciente después de la tercera sesión.

En cuanto a la autohemoterapia menor (AHTMn), las indicaciones son algo más selectas, como en casos de psoriasis, herpes zóster, fibromialgias y síndrome de fatiga extrema, neuralgia postherpética, migrañas, etc.

Esta técnica es más sencilla en cuanto a su preparación, pues consiste en obtener solo de 5 a 10 ml de sangre venosa en una inyectadora de 10 a 20 cc y añadir dos o tres gotas de heparina, a fin de evitar la formación de microcoágulos dentro de la inyectadora. Esto puede ser obviado en vista de las controversias sobre la inducción de microcoágulos por la posible estimulación de la heparina a la agregación plaquetaria, según algunos autores. El ozono puede haber sido previamente cargado en la inyectadora con la heparina, pero también a través de un catéter K-50 conectado al generador, se podrá cargar el gas dentro de la inyectadora que contiene la sangre heparinizada. Todo dependerá de la experiencia y habilidad del practicante.

Las partes de ozono y sangre deben ser equivalentes en su composición, entendiéndose que de obtener 5 a 10 ml de sangre, se deberá almacenar una cantidad de 5 a 10 cc de ozono a concentraciones que variarán de entre 10 mcg hasta 40 mcg, dependiendo de la patología. Hay que considerar que la AHTMn es utilizada con mayor frecuencia en patologías donde se requiere una acción estimulante del sistema inmunológico, ante afecciones que requieren de esta acción por una condición de inmunodeficiencia.

La sangre será mezclada de manera vigorosa con el ozono por un lapso de un minuto hasta cambiar su coloración, para luego ser inyectada IM en la región glútea. Este proceso puede ser repetido dos veces por semana por períodos de hasta tres semanas, con concentraciones mantenidas dependiendo de lo que se desea tratar. En el local de la inyección se activarán los monocitos y linfocitos, los cuales liberarán interferones e interleucinas y estas, a su vez, iniciarán su trabajo al abordar las vías venosas y linfáticas correspondientes.

En todo caso hay que recordar que este proceder es de gran utilidad práctica y abroga enormes beneficios. Es también conocida como autovacuna ozonizada. Este proceso puede ser practicado dos o tres veces por semana y la respuesta de cómo actúa esta aplicación local es la siguiente:

- Se liberarán componentes quimiotácticos en el lugar de la aplicación, que estimularán la infiltración local de monocitos y neutrófilos.

- Estos monocitos y linfocitos activados podrían liberar interferón e interleucinas localmente o a lo largo del sistema linfático, regulando la respuesta fisiológica de las citocinas.
- Habrá una inducción de la hemo oxigenasa-1 y proteínas que mejorarán la reactividad inmune, explicando, de esta manera, los efectos benéficos de esta aplicación.

En cuanto a la insuflación rectal, esta práctica conocida desde 1936 y descrita por Payr y Aubourg ha sido de muy fácil aplicación y comprensión, adoptada por muchos países por su efectividad y bajo costo. Los efectos del O_3 por la vía rectal sobre el tejido linfoide asociado a la mucosa del tracto digestivo son extraordinarios. La insuflación rectal con oxígeno/ozono es una de las formas más antiguas de aplicación de la OT. Las evidencias existentes en la actualidad de los resultados obtenidos en estudios realizados en animales han demostrado que esta vía puede ser utilizada como forma terapéutica sistémica.

Se ha observado que en la mucosa colorrectal de conejos que recibieron OT por vía rectal, el O_3 se disuelve inmediatamente en el agua que recubre los epitelios, y reacciona con las heces, mucoproteínas y otras biomoléculas presentes, lo que genera H_2O_2 y POL. Los POL, el H_2O_2 y el oxígeno pasan a través de la musculatura, y son absorbidos por la vía linfática y los capilares venosos, alcanzan el hígado y entran en la circulación general. Esto ha permitido que sea considerada una vía alternativa para la AHT mayor, indicada en el tratamiento de las hepatitis B y C y la terapia de inmunoestimulación.

Conceptualmente es posible un efecto inmunomodulador local y sistémico generado por el O_3 mediante la insuflación rectal, ya que incrementa la inducción de citocinas y la absorción de muramildipéptido (MDP) y lipopolisacáridos (LPS), derivados de las bacterias de la flora intestinal que tienen actividad inmunoadyuvante, ya que son potentes inductores de citocinas. En condiciones fisiológicas, la absorción diaria de trazas de LPS unida a proteínas específicas y lipoproteínas, es considerada esencial para el mantenimiento de la respuesta básica de citocinas y el mantenimiento del sistema inmune alerta. La insuflación rectal con O_3 al favorecer el incremento en la absorción de MDP y LPS, facilita la activación de los linfocitos intrahepáticos y las células de Kupffer (macrófagos). El O_3 puede equilibrar la flora bacteriana y permitir la inmunoreactividad normal.

La insuflación rectal es el método de selección en Pediatría para aplicar terapia inmunomoduladora, ya que se previene la venipuntura repetida, es una forma simple, factible y prácticamente libre de reacciones adversas, siempre que las dosis administradas sean las correctas.

La forma de acción de este proceder fue descrita por Knoch en 1987, cuando probaron en animales de experimentación cómo las concentraciones de oxígeno se incrementaban en la vena porta y en el parénquima hepático hasta un 230, 121 y 127 % después de haber insuflado 150 ml de ozono, llegando de nuevo a sus valores normales a los 50 minutos de la insuflación.

Se conoce que el ozono primeramente se disuelve en agua, pero este oxígeno diferente se difunde libremente en otros componentes, reaccionando inmediatamente con biomoléculas, como los PUFA, produciendo ROS y POL.

Después de una insuflación rectal a los 30-40 minutos, la medición del oxígeno en la vena porta y en la yugular no mostraron variación importante en los volúmenes de PvCO2 ni del pH, pero sí se detectó un incremento sustancial de los POL después de la hora de la insuflación, después de este tiempo, empezaron a declinar. Esto indica que la IR ejerce un efecto rápido y local debido a la absorción de ROS y POL generados por la interacción del ozono con las moléculas presentes en el contenido luminal, es recomendable que antes de cada insuflación rectal el paciente haya defecado o se haya practicado un enema rectal.

Los volúmenes y concentraciones deben ser muy bien atendidos en este proceder. Dependiendo de la patología a tratar, se recomienda un volumen inicial en pacientes sanos, pero a fin de inmunomodular el sistema inmunológico de 100 -120 cc de ozono a concentraciones de 15/20 mcg, y de manera progresiva ir aumentando el volumen hasta lograr 200 cc. Esta concentración también podrá ir subiendo de 3 a 5 mcg por sesión, hasta llegar a un tope de 40 mcg/ml con una frecuencia diaria o interdiaria las dos primeras semanas, y luego programar sesiones de dos o tres veces por semana por dos semanas más; luego, una semanal por dos semanas más. Concentraciones mayores de estas pueden producir un daño al enterocito y malestares abdominales al paciente, y hay que recordar la acción mutagénica de este gas a concentraciones no deseadas.

En otras palabras, se recomienda empezar con dosis muy bajas, desde 5 mcg/ml equivalente a 0.3 mg a un volumen de 100 cc, e ir subiendo las concentración y volumen de 40 a 50 cc hasta llegar a un total de 200/250 cc a concentración de 15 mcg/ml durante el transcurso del inicio y por dos semanas, obteniendo un total de 3.75/4 mg, lo cual indicaría estar en dosis bajas a medianas. Estas aplicaciones pueden ser diarias, o dos cada tres días dependiendo de la patología a tratar.

A partir de la tercera semana, la concentración podrá iniciarse desde 20 mcg/ml a razón de 200/250 cc de ozono, y establecerse en 35/40 mcg/ml a la cuarta semana hasta llegar máximo a una concentración de 14/14 mg de ozono. Esto indica que estaremos en concentraciones medias/altas de ozonoterapia, y con estas recomendaciones ya sabremos qué patologías tratar y a cuáles pacientes.

La técnica es sencilla, pues el paciente deberá estar en posición de Sims (decúbito lateral), y la sonda de material polipropileno (no derivado de látex o *rubber*) será previamente marcada a 4/5 pulgadas de su extremo distal a introducir, lubricada en dicho sector y previamente pinzada antes de ser conectada a la inyectadora de 60 cc cargada con ozono. Se cargarán las inyectadoras con la cantidad de ozono que se va a pasar, según la patología a tratar, y se administrará lentamente lo indicado.

El paciente deberá reposar al menos unos 3 o 4 minutos en la misma posición, a fin de evitar que el gas sea expelido antes de ser absorbido por el plexo hemorroidal, el cual a su vez transportará el ozono vía vena cava al hígado, y allí se efectuarán los conocidos mecanismos de estimulación enzimática e inducción de ROS y POL. **Una recomendación conocida asociada a este proceder en afecciones crónicas es la combinación de la AHTMy o AHTMn, apoyada por la administración de terapia antioxidante IV (Vit C 5000/10000 mg, glutatión 500 mg y metilcobalamina o cianocobalamina 2 cc) y Omega 3 PUFA.**

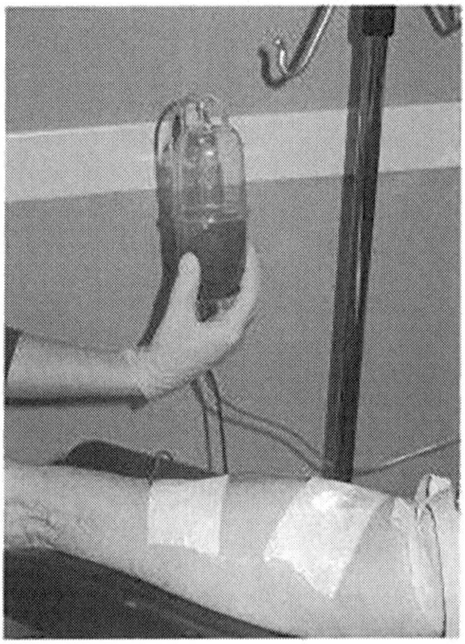

Autohemoterapia mayor (también existe la técnica de usar inyectadoras de 60 cc)

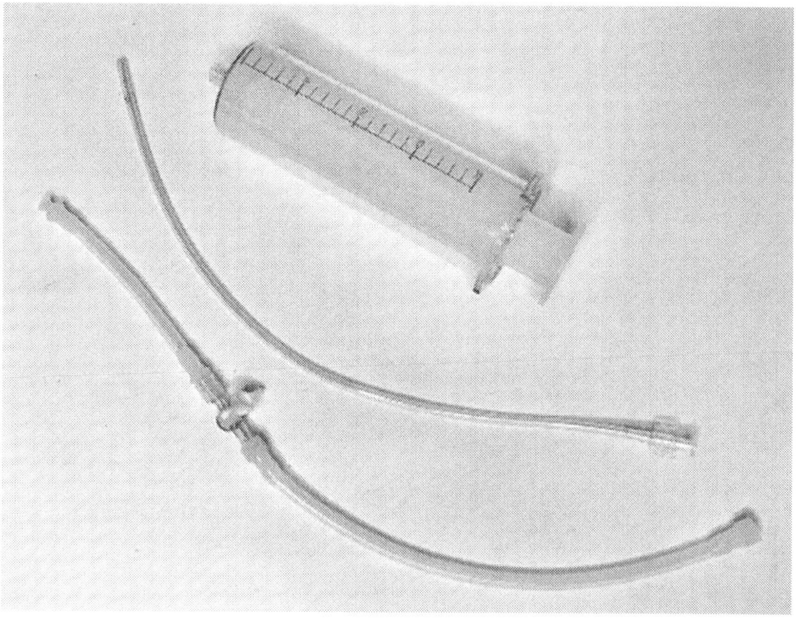

Detalles de instrumentos para la insuflación rectal (hay muchos otros elementos para ello

Capítulo IX

Patologías artroarticulares. Indicación de la ozonoterapia. Mecanismos de acción. Tratamientos y recomendaciones. PRP asociado.

Antes de entrar en materia es importante definir las diferencias conceptuales entre artrosis y artritis, y lo expresaremos en estos dos cuadros referenciales obtenidos de información pública y notoria.

Artrosis

- Proceso degenerativo articular/ a veces inflamación moderada
- Más frecuente a partir de los 45 años
- Afecta articulaciones que soportan el peso corporal y manos
- Cursa sin fiebre
- Dolor vespertino (luego de la utilización de la articulación)

Artritis

- Proceso inflamatorio articular
- Se inicia a cualquier edad
- En general es una afección poliarticular y simétrica
- Puede haber fiebre
- Dolor matutino (se irá calmando con el uso de la articulación)

La osteoartritis (OA) es el tipo más común de artritis, afecta a más de la mitad de las personas mayores de 65 años y es más frecuente en mujeres después de la menopausia (18 %) que en hombres (9,6 %). El peróxido de hidrógeno (H_2O_2) se produce durante la terapia con O_3 como resultado del estrés oxidativo y la oxidación de lípidos, lo que media los efectos biológicos de la terapia con O_3 actuando como segundo mensajero. La terapia O_3 activa las enzimas que se encargan de proteger el cuerpo contra procesos relacionados con la sobreproducción de super digeneos. Durante la terapia con O_3, hay estimulación del flujo transmembranoso de oxígeno y la inducción de enzimas, como la superóxido dismutasa, peroxidasas o catalasas, y la utilización de oxígeno en la cadena respiratoria mitocondrial se vuelve más eficaz. En las últimas décadas, una serie de ortopedias en Europa han utilizado ozono para tratar la artritis aguda y crónica de la rodilla, y los resultados mostraron un alivio rápido del dolor, desaparición del edema, descongestión y aumento de la movilidad.

En condiciones patológicas, hay una generación excesiva de ROS, que puede dañar la funcionalidad celular porque afecta los lípidos celulares, proteínas y ADN. Las moléculas oxidadas pueden reaccionar con moléculas no oxidadas, dando como resultado la formación de moléculas más oxidadas, que pueden dañar aún más el tejido, el desarrollo y la progresión de OA, como otras enfermedades degenerativas que se asocian con la exposición continua a oxidantes. En condiciones fisiológicas normales, los condrocitos viven en condiciones con bajo suministro de oxígeno, y algunas de sus funciones metabólicas requieren oxígeno, que es suministrado por el líquido sinovial, los condrocitos tienen así un metabolismo adaptado a las condiciones anaeróbicas, y en respuesta a los cambios en la presión parcial de oxígeno, estrés mecánico, mediadores inflamatorios e inmunomoduladores, los condrocitos producen mayores niveles de ROS.

El ROS producido por condrocitos puede dañar el cartílago y el líquido sinovial al reducir su viscosidad. La producción de NO (óxido nítrico) es estimulada por el factor de necrosis tumoral (TNF)-b, interleucina (IL)-b, interferón (IFN)-c y lipopolisacáridos e inhibido por IL-4, IL-10,

IL-13 y factores de crecimiento transformadores (TGF)-b. La producción excesiva NO contribuye a la patogénesis de la artritis crónica. No puede interferir con la función de condrocitos, lo que resulta en la pérdida de la matriz del cartílago por inducción de apoptosis, inhibición de la síntesis de colágeno tipo 2 y activación de la metaloproteinasa de la matriz.

La inyección intraarticular de O_3 se ha sugerido para el tratamiento de la osteoartritis, y ha dado resultados positivos; el O_3 puede cambiar los niveles de citocinas, como interleucina 8, TNF-a, factor de transformación beta1 (TGF beta1) y factor de crecimiento derivado de plaquetas (PDGF). Todos estos compuestos pueden actuar como un donante de electrones y someterse a oxidación. El O_3 causa oxidación de estos compuestos, que resulta en la formación de H_2O_2 y productos de oxidación de lípidos (LOP). La siguiente reacción muestra la formación simultánea de H_2O_2 incluido entre ROS y dos de productos de oxidación de lípidos (LOP). La terapia con O_3 estimula la producción de interferón e interleucinas en el cuerpo, e inicia la producción de enzimas antioxidantes.

El sistema inmunitario también se puede estimular activando neutrófilos y estimulando la liberación de citoquinas. El O_3 aumenta los niveles de TGFb, el cual es importante en la remodelación de los tejidos. Una vez que el cartílago articular está dañado, tiene un potencial limitado para repararse a sí mismo. Muchas modalidades de tratamiento que se utilizan para reparar el cartílago articular dañado muestran una eficiencia limitada. La terapia con O_3 es una terapia eficiente en el tratamiento del cartílago articular dañado en OA. El O_3 inhibe el ambiente inflamatorio que daña la matriz del cartílago, e induce la apoptosis de condrocitos en OA.

Estando claros en estos conceptos diferenciales, entramos a detallar cómo el ozono puede ayudar en el primero de los ejemplos, pues la artritis reumatoidea debe ser tratada de otra manera, que explicaremos en su momento.

La artrosis es la enfermedad articular más frecuente, y afecta con frecuencia a las rodillas, las caderas, la espalda y las articulaciones de las manos, codos y hombros. Su síntoma principal es el **dolor**, que causa limitaciones tanto físicas como psíquicas a la persona que lo padece, terminando en severas deformaciones que incapacitan al paciente, a tal punto de invalidarlo y comprometer su calidad de vida.

Se dice que la artrosis tiene un componente genético importante, y está relacionada con historias familiares. Esta entidad patológica es muy incapacitante y está acompaña de dolor, rigidez, inflamación y severa incapacidad funcional; en la mayoría de los casos terminan con prótesis articulares costosas, una mejor que la otra, según sus fabricantes.

La artrosis también se genera a partir del daño acumulativo proveniente de lesiones microscópicas y macroscópicas en dichas articulaciones, que activan una respuesta de reparación mal adaptada y que incluye la activación de vías proinflamatorias del sistema inmunitario innato. El trastorno se manifiesta primero a nivel molecular y celular (metabolismo anormal de los tejidos de la articulación), seguido de alteraciones anatómicas o fisiológicas (degradación y pérdida del cartílago, remodelación del hueso, formación de osteofitos, inflamación sinovial, esclerosis y engrosamiento del hueso subcondral, y pérdida de la función articular normal).

Se han descrito cambios importantes es la articulación afectada, que consisten en:

- Cambios hemodinámicos, que consisten en periodo de vasoconstricción arteriolar, vasodilatación, e hiperemia, y que traen como consecuencia extravasación de líquido, aumento de la viscosidad sanguínea y, por último, la presencia de daño intersticial.
- Alteración de la permeabilidad vascular de la articulación, trayendo como consecuencia la presencia de exudados dentro de la

articulación, que se originan de esta alteración de la permeabilidad vascular y causan inflamación y edema.

- Modificaciones leucocitarias, que debido a los leucocitos presentes degradarán tejido necrótico y liberarán EROS o radicales libres del oxígeno, los cuales conducen al daño cartilaginoso y óseo de la articulación.
- Presencia de mediadores de la inflamación en el sitio de la lesión osteocartilaginosa, tal como el ácido araquidónico, el cual es liberado por las fosfolipasas desde las células a punto de morir por daño o estrés celular, y que se metabolizará por dos vías a saber: la vía de la ciclooxigenasa (produciendo prostaglandinas y tromboxanos) y la vía de las lipoxigenasas (que liberan leucotrienos y lipoxinas). Estos eicosanoides serán los responsables de la inflamación y hemostasis, e igualmente sus efectos serán: fiebre, dolor, inflamación, e inhibición de la agregación plaquetaria.

¿Cómo actuaría el ozono en estos procesos articulares?

El ozono actuaría inhibiendo la producción de los factores que inducen a la inflamación y dolor, evitando la producción de ácido araquidónico y cambiando los leucotrienos proinflamatorios por lipoxinas antiinflamatorias, (TGF-beta e IL-10).

El ozono es un condroprotector, por la inducción a mejorar la hipoxia celular, la inhibición de producción de ácido araquidónico, estimulación de células condrocíticas y mejora de la unión del ácido hyaluronico endomorfo a las cadenas de glucosamina estimuladas por el ozono al inhibir los radicales libres derivados del oxígeno a nivel local.

La mejoría de estos pacientes es notable, y aunque no modifican estructuras óseas ya deformes o muy deterioradas, se ha comprobado su efecto analgésico y antiinflamatorio local inducido por la estimulación del oxígeno, el cual también favorece la célula deteriorada a la inducción de células condrales. **El ozono (O_2-O_3) es capaz de estimular factores de crecimiento (TGF-1, IGF-1), condrocitos y células madres locales en la articulación a tratar.**

Las plaquetas contienen muchos mediadores bioactivos liberados de las plaquetas gránulos alfa, (TGF-o y PDGF, VEGF, FGF, EGF, IGF-1, HGF, BmPs, BDNF, quimioquinas y citoquinas) y de gránulos densos (histamina, serotonina, calcio y ATP/ADP).

Además, hay otros componentes en los factores de crecimiento y regeneración procedentes principalmente del plasma, a saber: IGF-1, HGF, protrombina, fibrinógeno, fibronectina y otras proteínas, que junto con proteínas adhesivas expresadas por plaquetas activadas, juegan un papel central en la célula, como vías de señalización que intervienen tanto en el reconocimiento de lesiones tisulares como en la reparación de tejidos dañados.

Trabajos recientes como el mostrado a continuación podrán ser analizados por el lector, donde explican la manera y resultados con la aplicación del ozono intraarticular en casos de artrosis de rodillas. Ej.: Fernández-Cuadros ME, Pérez-Moro O, Albaladejo-Florin MJ, Álava-Rabasa S.

El ozono intraarticular modula la inflamación, mejora el dolor, la rigidez, la función y tiene un efecto anabólico sobre la artrosis de rodilla: estudio experimental prospectivo tipo antes-después, 115 pacientes. Rev. Soc Esp Dolor 2020;27(2):78-88

Estas aplicaciones causarán los mismos efectos regeneradores en las articulaciones artrósicas que sean posibles de ser tratadas con la ozonoterapia intraarticular, según los protocolos a recomendar, los cuales son muy variables entre academias e instituciones dedicadas a estos estudios, pero el autor recomendará las que, según estadísticas de pacientes atendidos, ha resultado efectiva, sin menospreciar las que otros autores consideren.

En cualquiera de los casos en que se aplique la ozonoterapia intraarticular se deben considerar todos los mecanismos de selección del paciente, quien deberá calificar objetivamente por su condición clínica.

Hay pacientes con severas deformidades que sólo obtendrían una moderada mejoría de sus síntomas y limitaciones, pues tendrán un criterio quirúrgico de reemplazo articular, sin embargo, muchos no desean la cirugía y prefieren la aplicación del ozono, a pesar de haberles informado de las limitaciones. Siempre habrá que ser honestos con los pacientes y no ofrecer esta alternativa como una panacea, pues sería engañar al paciente e ir contra los principios éticos de la medicina.

El ozono ha sido ampliamente utilizado para el protocolo de tratamiento de la rodilla OA. Es un gas altamente soluble en fluidos biológicos, donde el oxígeno atómico actúa como una especie altamente reactiva. Después de la inyección en una cápsula articular, el ozono es capaz de reducir la inflamación, mejorar la función y beneficiar el trofismo, vascularización y reparación del hueso articular y subcondral.

Se cree que el mecanismo biológico de acción de la ozonoterapia para la OA de rodilla se basa en los efectos biológicos provocados por el ozono, incluidas las especies reactivas de oxígeno (ROS) y los productos de oxidación de lípidos (LOP). Se considera que ROS y LOP pueden inhibir la liberación de enzimas proteolíticas o citoquinas proinflamatorias, y estimular la proliferación de fibroblastos y condrocitos con mayor síntesis de la matriz y el cartílago articular.

Un ensayo controlado aleatorizado que compara la inyección intraarticular de plasma rico en plaquetas, ácido hialurónico y ozono en la rodilla de los pacientes con OA indicó efectos comparables en la reducción del dolor entre los tres enfoques, después de 1 mes de tratamiento. Hashemi y otros informaron que no hubo ninguna diferencia significativa en las puntuaciones de VAS y WOMAC entre la dextrosa intraarticular y el tratamiento con ozono en pacientes con OA de rodilla leve a moderada a corto plazo.

Recientemente, Chansoria *et al.* indicaron que en un ensayo controlado aleatorizado, la inyección intraarticular de una combinación de ozono y esteroides en pacientes con OA de rodilla primaria dio lugar a un mejor resultado en términos de alivio del dolor y mejoras funcionales que el logrado convencionalmente; pero con el ozono solo o combinado con el PRP, los resultados, según escala de WOMAC y VAS, en 125 pacientes con severa OA de rodilla, mejoraron estadística y significativamente su respuesta ante el dolor, la limitación funcional y su calidad de vida, con resultados menos adversos, originados por los esteroides intraarticulares.

Varios estudios han indicado que la inyección intraarticular de ozono para la OA de rodilla es un tratamiento seguro y eficaz con un bajo riesgo de complicaciones. En un estudio controlado y ciego compuesto por 84 pacientes, Invernizzi y otros demostraron que, en términos de seguridad, el ozono intraarticular fue más efectivo y con menos efectos secundarios y económicamente sustentable. En nuestra consulta particular hemos decidido usar la unidad de ecosonografía a color Doppler, a fin de mejorar la práctica invasiva de las articulaciones y evitar daño de estructuras anatómicas. Quiere decir esto que hay más precisión con esta práctica, aunque las referencias anatómicas de un especialista también son válidas.

Aplicaciones y protocolos

Es importante recordar siempre que la OA es una enfermedad degenerativa que afecta la función y produce dolor. La infiltración de O_3

acelera el anabolismo y produce una mejor vascularización en el cartílago y el hueso, y no hay cura para la OA de rodilla. Esta, una vez iniciada, o se detiene o avanza al deterioro definitivo, que conducirá a la irremediable prótesis de rodilla.

Recordemos pues, igualmente, que el O_3 mejora el rango de movimiento (ROM) y disminuye el proceso degenerativo, y también es capaz de inhibir los condrocitos activados por la OA y citoquinas inflamatorias, óxido nítrico y metaloproteinasas minerales, y aunque suene contraproducente, en la OA los condrocitos activados y los monocitos activan enzimas que, al liberar TNF-- e IL-1, multiplican la inflamación.

El O_3 inhibiría las citoquinas proinflamatorias, como la prostaglandina E2 (PGE2), durante la primera fase. Durante la segunda fase, el O_3 actuará sobre citoquinas inhibitorias, como IL-10, TGF-, e IL-4, enzimas antioxidantes, y neoangiogénesis. Todos estos trabajarán en conjunto en el proceso de reparación del cartílago articular mediante la estimulación de fibroblastos, condrocitos y células madres.

Para la inyección **intraarticular de la rodilla**, se utiliza la vía anterior externa o interna interarticular femoro tibial, dependiendo del paciente y la disposición del tratante, facilitada a menudo por la ligera flexión de la rodilla a 90 grados con el paciente sentado con la pierna flexionada. Previa asepsia y antisepsia de la región, se recomienda analgesia superficial con frío tipo spray o colocar un punto de anestesia local al 1 o 2 % con aguja de 30 gauge de media pulgada en el punto de inyección. Luego se carga otra inyectadora de 5 cc con 2 o 3 cc de procaína, la cual se inyectará seguidamente en el punto de inyección seleccionado, dirigiéndose intraarticularmente, para luego conectar a esa misma aguja la inyectadora previamente cargada con ozono a concentración baja de 10 mcg/ml y a volumen de 10, 15 cc, y se pasará lentamente. La penetración fácil del gas será sin ofrecer resistencia; se debe evitar estar en vasos sanguíneos, o también se describe esta opción para evacuar algún derrame, si existiera.

Este protocolo se debe aplicar una vez por semana en una sola rodilla, y por 4 semanas con incremento de la concentración hasta un máximo de 20 mcg/ml, para establecerse en esa cantidad. Luego se recomendará una sesión cada 15 días por dos meses más. El paciente será reevaluado mensualmente para aplicaciones mensuales periódicas, de acuerdo a su evolución.

En el caso de la asociación con el PRP y ozono, el protocolo que nos ha dado buen resultado es el siguiente:

Obtención de PRP de 4 cc de acuerdo a lo convencional y conocido. Centrifugación sencilla a 1800 rpm por 10 minutos, y una vez separado el PRP se activará a 0.01 ml de cloruro de calcio por cc. Se aplicará de la forma previamente descrita el PRP y, a continuación, la misma cantidad de ozono.

Hay autores que mezclan el PRP con el ozono en la misma inyectadora. El autor prefiere lo anteriormente descrito. Recuerden que la aplicación del PRP activado siempre será dolorosa, por lo que se recomienda la aplicación previa de procaína al 2 %, a fin de evitar reacciones vagales por dolor, e informarle al paciente que podrá presentar molestias dolorosas después de algunas horas, pero estas pueden ser atenuadas con crioterapia local en ciclos de 10 minutos, por 10 minutos de reposo, hasta tres aplicaciones.

En estos casos, la aplicación de PRP será dos veces en un mes, o sea, una cada 15 días y entre semana de esta aplicación. Coloco sólo ozono a 10/15 ml y a concentración de 10/15 mcg/ml. Total serán 4 aplicaciones en un mes, dos con PRP más ozono, y dos con sólo ozono intraarticular.

Mis resultados han sido suficientemente halagadores para mantener esta recomendación, aunque hay autores que tienen sus propias regulaciones, las cuales considero y respeto.

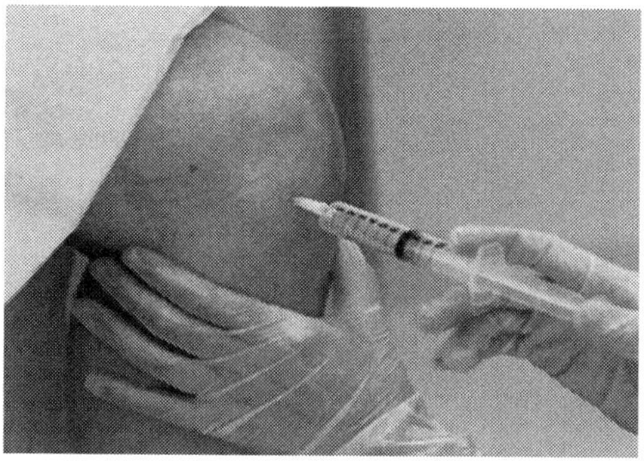

Técnica de aplicación de O_3 en rodilla

Tratamiento de la artrosis de cadera con ozonoterapia

Los principios de regeneración ya han sido explicados y nos enfocaremos en la técnica de la aplicación.

Generalmente, estos procedimientos los practico en quirófano bajo sedación y con el arco en C, a fin de obtener seguridad absoluta del punto que se va a infiltrar. El paciente estará colocado en decúbito prono y bajo sedación anestésica, previa asepsia y antisepsia se iniciará la aplicación por la vía lateral, en principio, a fin de seguir la proyección paralela al cuello del fémur hasta lograr que entre la cápsula articular, cuidando de no dañar cartílago articular durante la invasión.

Una vez dentro de la articulación, se procede a inyectar 10-15 cc de ozono a 15 mcg / 20 mcg, visualizando el ingreso del gas dentro de la articulación. La aplicación de PRP será acompañada de esta manera, aplicando previa obtención del PRP y activación ya conocida con 4 cc de cloruro de calcio intraarticular más el ozono en la anterior cantidad referida.

Este procedimiento es único y se puede repetir en dos o tres semanas, de ser necesario. Los resultados encontrados y referidos en la literatura son halagadores para el alivio del dolor y la limitación funcional, con sorpresivas recuperaciones.

Es de hacer entender a los pacientes que un 35 % después de haber recibido el tratamiento, pueden ser objetos a los dos años de la cirugía de reemplazo articular por severo desgaste. En general, estas aplicaciones darán un buen resultado, siempre y cuando seleccionemos bien al paciente y seamos sinceros sobre su caso, sin ofrecer alternativas definitivas difíciles de alcanzar, al saber que sus deformidades artrósicas no serán corregidas, pues solo se trata de aliviar el dolor, inducir a la regeneración de cartílago, atenuar la inflamación y hacer la vida más útil mejorando su calidad de existencia. El ozono no corrige deformidades.

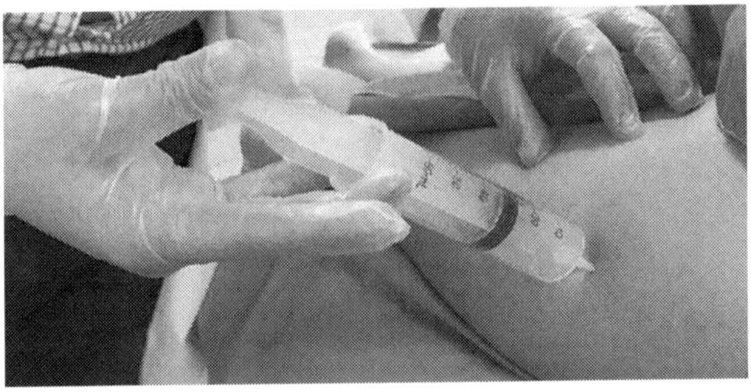

Hombro

Las patologías de hombro las encausaremos principalmente en las lesiones musculotendinosas de inserción, tales como los desgarros parciales del supraespinoso, tendinopatías bicipitales, bursitis subacromial, artrosis acromioclavicular y síndrome de hombro congelado. El caso de artrosis de húmero debe ser generalmente corregido o tratado de manera similar a la artrosis de la cadera, y lo explicaremos con detalle.

En nuestra consulta, las aplicaciones de esta articulación varían de acuerdo a la patología, queriendo decir que la invasión del hombro dependerá de lo que vayamos a tratar.

Las patologías acá son muy diferentes, y las señalamos como inflamación de la bursa subacromial, o tendinopatías de la porción larga del bíceps, o del infraespinoso, o del subescapular, siendo este último menos frecuente.

Los músculos del manguito rotador permiten la movilidad articular. Estos músculos incluyen el infraespinoso, subescapular, supraespinoso, y redondo menor, pero hay que determinar cuál de estos es el afectado para tratar directamente al responsable. Cada una de estas patologías deben ser abordadas de manera particular, con técnicas de apoyo (con la ecosonografía de ser posible), lo cual garantiza el éxito de la aplicación. No entraremos a detallar las vías de abordaje, pues dejamos entendido esto como ya aprendido por el especialista, pero sí recomendaremos las dosis y número de aplicaciones en cada caso.

En las patologías de inflamación bursal, recomendamos la aplicación previa de procaína al 2 % una cantidad de 2 cc con aguja 27 gauge de 1¾ de pulgada, y al retirar la inyectadora seguir con ozono 10 cc a concentración de 10/15 mcg/ml (concentraciones crecientes y lento proceder de inyectar). La aguja debe entrar sin dificultad previa a la asepsia y antisepsia de la zona, y este procedimiento debería repetirse a la semana, para un total de 4/6 sesiones, a fin de conseguir un buen resultado.

En el caso de las tendinopatías de la porción larga del bíceps, supraespinoso, infraespinoso y redondo menor, es el mismo proceder, pero en estos casos la aplicación del PRP pudiese estar indicada a criterio del especialista y de acuerdo a la gravedad del problema.

Acá recomendamos PRP previa activación con cloruro de calcio 0,01 cc por cada un cc de PRP, y una cantidad de 2 a 4 cc localmente. Siempre el ozono antecede a esta aplicación con la correspondiente procaína, pues suele molestar esta aplicación en algunos pacientes.

Se recomienda, de ser necesario, repetir esta aplicación en dos semanas y hacer un seguimiento del paciente, pues no todos responden efectivamente a estos procedimientos.

En los casos de desgarros parciales del supraespinoso, este procedimiento ha respondido en 90 % de efectividad, evitándose una cirugía de anclaje del supraespinoso al húmero, con la salvedad de que si el desgarro es grave y completo, la cirugía de rescate está indicada, pero acompañada de la aplicación directa sobre el músculo o tendón reparado de PRP activado y ozonizado a 10 mcg/ml-15 mcg/ml y a una cantidad generosa de 4/6 cc localmente, a visión directa a través del artroscopio o de la mínima invasión.

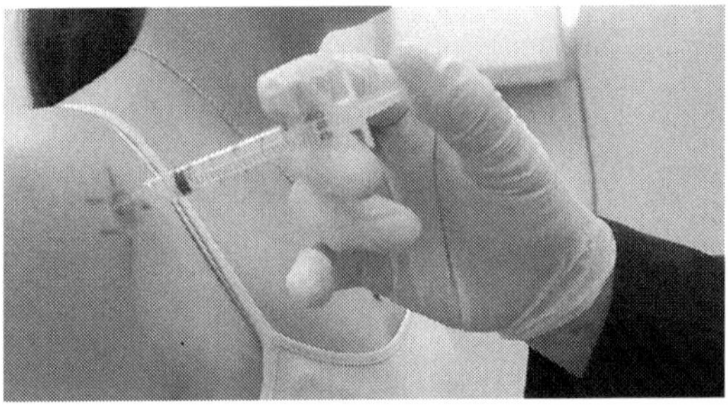

Hay otras patologías de hombro, como las capsulitis adherentes, que inducen a un hombro congelado con el tiempo, siendo su etiología aparentemente desconocida o asociada a factores de falta de hábitos deportivos o letargias articulares. El tratamiento con oxígeno - O_3 puede, en la mayoría de los casos, ayudar en la reducción del dolor, así como a la actividad de la inflamación. La inyección local de O_3 destruye sustancias algogénicas, altera la serotonina e inactiva la bradiquinina.

Este mecanismo de acción del O_3 a nivel articular homo humeral, produce una liberación de receptores solubles o antagonistas, y neutraliza las citoquinas proinflamatorias, siendo estas citoquinas, el interferón -a, el factor de necrosis tumoral (TNF-) y las IL. Además, la desnaturalización de proteínas celulares, como la kalikreína, el cininógeno y la ciclooxigenasa (COX), ayudan a formar endorfinas y a modificar los receptores del dolor, con el consecuente alivio de los síntomas.

Epicondilitis, epitrocleitis y tendinopatías de la muñeca

En los casos de epicondilitis o epitrocleitis o tendinopatías De Quervain, la ozonoterapia ha demostrado gran efectividad cuando es bien y correctamente aplicada.

En todos estos casos hay que invadir con agujas de 1/2 pulgada a 30 gauge y previa asepsia y antisepsia de la zona, iniciar con ½ cc de procaína al 2 %, seguido de aplicación de ozono a 10 mcg/ml- 15 mcg/ml y un volumen de 4/5 cc disperso en toda el área afectada, concentrando su volumen en el *triger point*. Esto se debe repetir en una semana por 3 /4 sesiones, y dicho volumen de aplicaciones suele ser suficiente en la gran mayoría de los casos.

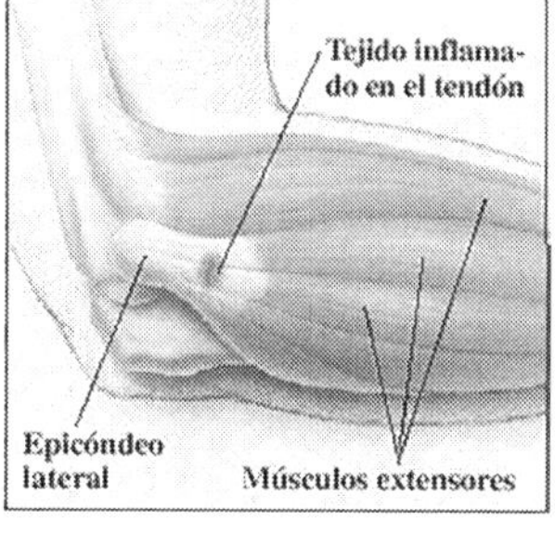

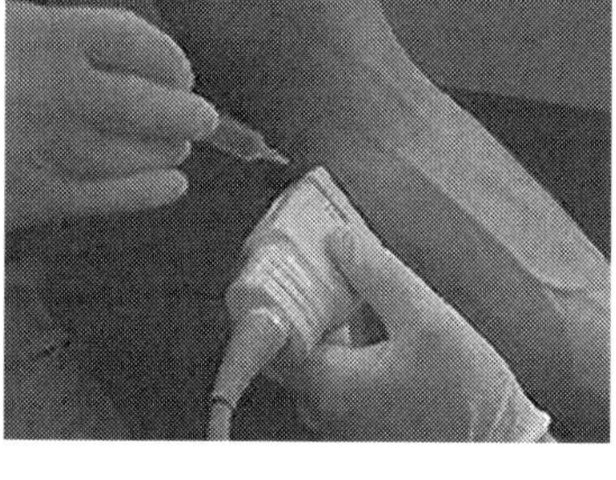
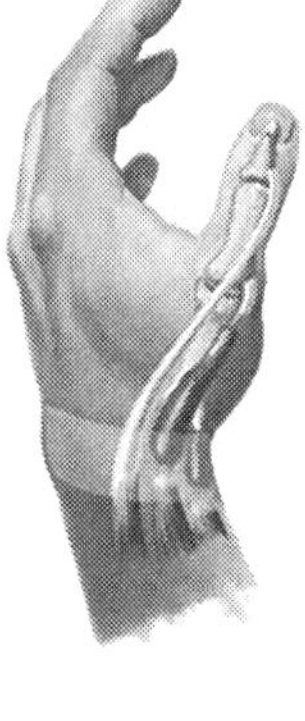

En las patologías de lesiones inflamatorias de tendones y ligamentos de origen degenerativo o postraumático subagudo o crónico, la aplicación de ozonoterapia ha demostrado una gran efectividad al ser aplicada correctamente; igualmente, en patologías bursales y capsulares de grandes articulaciones.

Si el diagnóstico es acertado, el tratamiento de ozonoterapia será el indicado y tendrá excelentes resultados.

Las patologías más frecuentes a tratar en este grupo serían: artritis reumatoide con alteración de sus membranas sinoviales, patologías por sobrecarga articular de rodillas o caderas, tendinopatias postestrés, tales como la aquiliana, la bicipital, la subacromial.

El mecanismo de acción en estas patologías se explica cuando el ozono se mezcla con las proteínas libres en el líquido sinovial de esas estructuras afectadas, las cuales contienen cantidades de proteoglicanos, condrocitos afectados y enzimas proteolíticas. Esto origina inactivación e inhibición de las enzimas proteolíticas del líquido sinovial y de las ERO, la estimulación de la producción de células condrocíticas y de fibroblastos, aumentando la síntesis de la matriz ósea y cartilaginosa, además de inducir la síntesis de enzimas antioxidantes locales con la inhibición de las bradicininas y prostaglandinas, culpables del dolor e inflamación local y, por último, modular la respuesta del sistema inmunológico a fin de coadyuvar.

Síndrome del túnel carpiano

El síndrome del túnel carpiano es causado por la compresión extrínseca del nervio mediano a nivel de la muñeca, justamente debajo del ligamento transverso del carpo, provocando compresión extrínseca e hipoxia, con la consecuente clínica de dolor y parestesias locales de su trayecto. Formas secundarias se asocian con una variedad de enfermedades, como hipotiroidismo, diabetes mellitus, terapia de estrógenos, artritis reumatoide, enfermedad amiloide, mientras que las formas primarias se han asociado a actividades laborales, principalmente.

El mecanismo de acción, en estos casos, se ha explicado de tres maneras:

1. Al aumentar el tejido fibroso a nivel local, la trans y la intraoxigenación, junto con la reducción del éxtasis linfático y la hipoxia, conduce a una compresión indirecta mediada por los vasos de las raíces nerviosas con dolor como respuesta.
2. La inhibición de la liberación de polimorfonucleares a través del aumento de las citoquinas inmunosupresoras y la proteinasa a través de macrófagos que tratan de defender la localidad estenosada.
3. Inhibiendo la liberación de prostaglandinas y bradiquininas proinflamatorias, se llevaría a cabo acción sobre la respuesta inflamatoria mediada por células.

La aplicación consiste en la administración de O_3 en sentido proximal distal a nivel de la región de la muñeca, justamente por debajo del ligamento transverso del carpo, por encima de la trayectoria del nervio, el cual está localizado más radialmente que medial, lo cual da una buena referencia al momento de ingresar con la aguja 30 gauge de media pulgada y solo una cantidad de 5 cc de O_3 a 10 mcg/ml las dos primeras sesiones por semana para estabilizar, a partir de la tercera hasta la cuarta, a 15 mcg/ml, siempre acompañado de terapia física manual y controles periódicos.

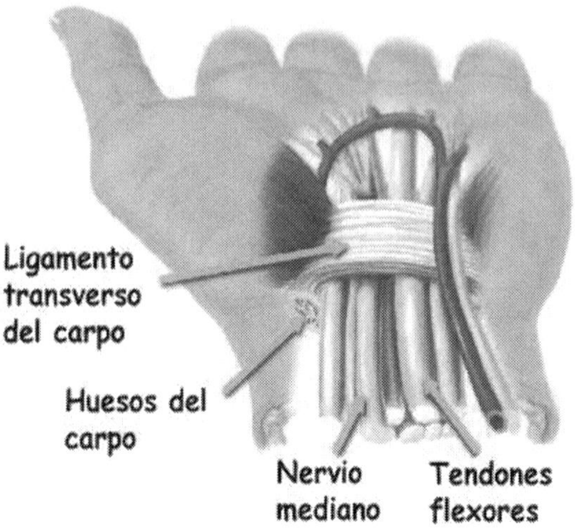

Se ha descrito que estos ciclos en esta patología deben ser repetidos cada tres meses, a fin de lograr una mejoría significativa a los 5-6 meses, en un 75 % de los casos.

Bursitis de cadera

Las bursas son sacos llenos de líquido que amortiguan los músculos y tendones, y su inflamación se debe a traumatismos directos o indirectos locales, movimientos inadecuados que implican hiperextensión, e inclusive patologías metabólicas, como las hiperuricemias o afecciones bacterianas a distancia virales, inclusive raras, pero descritas, las fúngicas.

Son verdaderas limitantes laborales, y se presentan con mayor incidencia en sexo femenino y en la edad de la cuarta o quinta década de la vida. La terapia con O_3 se puede utilizar para aliviar el dolor de cadera, debido a la sobrecarga funcional que explica en la mayor parte de los casos la bursitis trocantérica. Los pacientes refieren dificultad para caminar con deambulación limitante durante aproximadamente 50 metros y dolor nocturno de cadera.

La aplicación en la región pertrocantérica afectada es la ideal manera de tratar esta afección, la cual, bajo la aplicación de O_3 previa procaína al 2 % 5 cc, con una concentración creciente de O_3 desde 10 mcg/ml hasta llegar a los 20 mcg/ml en sesiones bisemanales las dos primeras semanas, y luego una cada semana por dos semanas más, acabarán con el 78 % de los casos. En algunas ocasiones, se ha asociado en la primera sesión depomedrol 40 mg ,con resultados estadísticamente similares. Siempre es importante asociar la terapia física con medios físicos externos y la correcta rehabilitación.

Trastorno de la articulación temporomandibular

Las articulaciones temporomandibulares son aquellas que conectan la mandíbula con el cráneo. El trastorno de la articulación temporomandibular, también conocido como síndrome de dolor miofascial, produce dolor que limita la masticación, la conversación y otras actividades diarias. Se encontró que el uso de la terapia con O_3 ha sido mucho más eficaz que la terapia de medicación en pacientes con altas puntuaciones de dolor, que alivia el dolor y aumenta los valores máximos de apertura de la boca voluntaria.

Una explicación propuesta de por qué el O_3 hace que la articulación sane más rápido que con la terapia tradicional, se debe a la naturaleza altamente reactiva del O_3. Es capaz de estimular las habilidades de reparación de la articulación fibroblástica cuando se inyecta en una cápsula de la articulación. También es capaz de promover el nuevo crecimiento del cartílago, así como la reducción de la inflamación. Cuando se divide en átomos de oxígeno separados, el O_3 es capaz de reaccionar cuando está en contacto con un contaminante. De hecho, nunca deja de iniciar esta actividad reactiva.

Su aplicación será con una inyectadora de 1 ml y aguja 30 gauge de media pulgada, a una concentración de 10 mcg/ml semanalmente por cuatro semanas. La referencia anatómica la dará la apertura de la mandíbula y la localización del espacio cuando abre, y es en ese momento cuando se aplica el O3.

El 87 % de los pacientes mejoraron o se recuperaron completamente del dolor temporomandibular. Se llegó a la conclusión de que se trata de un nuevo tratamiento prometedor, pero el mecanismo de acción todavía se está investigando.

Artritis reumatoide

La artritis reumatoide se caracteriza por ser una enfermedad autoinmune, donde el sistema inmunológico del cuerpo ataca las articulaciones en lugar de bacterias y virus. Los síndromes incluyen: hiperplasia de células sinoviales, exceso de líquido sinovial y formación de pannus, lo que puede dañar las deformidades articulares y el cartílago articular.

La etiología de la artritis reumatoide todavía no se entiende. Los tratamientos comunes son la terapia inmunológica, el tratamiento quirúrgico avanzado y la terapia farmacológica. Sin embargo, la ozonoterapia es un nuevo tratamiento de la artritis reumatoide, puede superar sus limitaciones a un cierto nivel a través de la AHTMy o con sus aplicaciones locales intraarticulares asociadas.

El mecanismo terapéutico e investigaciones anteriores han demostrado que el O_3 puede reducir la actividad de TNF-o en los tejidos inflamatorios y suprimir la hiperplasia sinovial, así como el oleaje articular en la artritis reumatoide en ratas. Por lo tanto, se realizó un estudio para tratar la AR inducida por colágeno bovino II en ratas con inyección intraarticular de O_3 en varias concentraciones. Las ratas fueron inyectadas con colágeno bovino adyuvante completo de Freund II, que estableció con éxito un modelo de rata de artritis reumatoide.

En la O_3 de los grupos tratados, la concentración óptima para el tratamiento de la artritis reumatoide fue de 40 g/ml. También tenían un receptor de TNF más alto (TNF-R)1, que indica que el O_3 puede reducir la lesión sinovial en ratas con AR y niveles más bajos de TNF-o y TNF-R2 sinoviales. Un mecanismo plausible es la reducción de los niveles de TNF-R1 y artritis reumatoide TNF-a, y subir el nivel de TNF-R1 que aumentan la apoptosis celular sinovial y previenen la proliferación de células sinoviales.

Recuerden el concepto de que, en las enfermedades autoinmunes, la ozonización de la sangre, si se va a usar la AHTMy, a concentraciones bajas/medias (20-40 mcg/ml), podría sobrerregular la producción y concentración de citoquinas producidas por las células Th-1, y acelerar la progresión de la enfermedad; mientras que altas concentraciones (40/70 mcg/ml) podrían producir una alta concentración de LOP, eliminando la proliferación de células autorreactivas y conduciendo a una estabilización o fase de quietud de la enfermedad. Esta disminución de citoquinas proinflamatorias pudiese favorecer la liberación de interleuquinas 10 y TFG-beta, factores determinantes en la solución de esta enfermedad de origen autoinmune.

Se pudiese interpretar, pues, en estos casos, que la utilización de dosis medias - bajas pudiesen mejorar la progresión de la enfermedad, y dosis altas pudiesen bajar y regular el proceso inflamatorio. Gran contradicción esta con otros autores que preconizan y promueven lo contrario.

Lo cierto de esto es que la AR ha sido tratada tanto localmente como por vía sanguínea a concentraciones que empezaron a 15-20 mcg/ml y terminaron en 40 mcg/ml semanalmente, por un total de 10 sesiones con un alivio sustancial del 78 % de los casos. También existe el protocolo de iniciar con dosis altas de 40 mcg/ml por 6/10 sesiones, una por semana, e ir evaluando los síntomas para mantener una sesión cada 15 días por dos meses y continuar con una sesión mensual según el estado del paciente y sus mejoras clínicas.

Se recomienda hacer las aplicaciones locales dos veces por semana durante tres semanas, y luego una cada semana por 5 semanas más, seleccionando las deformidades doloridas más importantes hasta obtener una mejoría del dolor. Se debe acompañar estas terapias con fisiatría y terapias manuales.

Capítulo X

Contraindicaciones de la ozonoterapia. Toxicidad. Limitaciones de uso. Explicación detallada del porqué no usar la ozonoterapia en estos casos.

Cuando se habla de la toxicidad del ozono los relatos, e investigaciones en general relatan un órgano especial que es afectado directamente por el ozono si es respirado, el pulmón. Es en verdad el único órgano de nuestra anatomía que no tolera este gas.

Esto es explicado de similares maneras por autores de textos y especialistas en la materia, y se describe que inhalar ozono podrá causar daño al epitelio pulmonar cuando este es inhalado a concentraciones de 20mcg/ml por un minuto aproximadamente, produciendo episodios de severa tos no productiva con espasmos bronquiales. Peor aún si estas personas tienen antecedentes de enfermedad bronquial crónica constrictiva, por lo cual se debe tener mucho cuidado al usar el ozono en presencia de estas personas y evitar inhalaciones ambientales o directas, lo cual generalmente es inusual, pues el médico dedicado a esta práctica debe saber de estas condiciones.

Sin embargo, ya existen generadores de ambiente donde se está aplicando, a manera de prevención de enfermedades, trasmitidas por el aire, tal como el COVID-19. En aeropuertos y ambientes de sala se ha descrito esta utilización del ozono. Con relación al aire, actualmente está considerado como límite de concentración más seguro para la salud, el valor de 0,1 ppm (0,2 mg/m^3 de aire), siendo aceptado por investigadores y asociaciones científicas americanas desde hace 15 años.

De acuerdo a la NOM-021 SSA1, si el sitio es habitado en forma continua (centro laboral) los valores de ozono existentes en el aire ambiental no deberán rebasar los 0,08 ppm, es decir, 0,15 microgramos por metro cúbico. Esto significa que se debe utilizar un equipo que genere la concentración requerida y se mantenga funcionando por el tiempo necesario, para que, de acuerdo a la capacidad del sistema, se reemplace el aire del ambiente por lo menos seis veces. En la práctica médica, un generador de ozono debe tener asociado una unidad destructora de ozono, la cual contará de una columna de cristales de acero que catalizará instantáneamente la transformación a O_2.

Entre las contraindicaciones de la ozonoterapia, las más comentadas históricamente son:

- Trastornos de la coagulación
- Trombocitopenia (<30.000)
- Hipertiroidismo no controlado
- Embarazo
- Déficit de G-6PD (fabismo)
- Alcoholismo agudo

Los resultados de investigadores de este punto relatan que las complicaciones de la ozonoterapia son estadísticamente no significativas, pues de 5.579.238 sesiones de ozonoterapia a un total de 384.775 pacientes, reportaron sólo 336 casos de relativa complicación, o sea, 6 de cada 100.000 sesiones, o una complicación por cada 16.6667 casos, y de estas complicaciones, el 84 % fueron debidas a asociación con tratamientos médicos vinculados a la patología del paciente y a formas inadecuadas de administración y a problemas de asepsia local sin que el ozono fuese la causa directa.

¿Las alergias al O_2 existen?

Entrando en materia, vamos a considerar por qué **el fabismo** es considerado una importante contraindicación, pero recordemos que no solamente el fabismo causa una relevante afección en su trabajo de origen, sino que hay causas adheridas a pacientes, que pueden ser explicadas de manera coherente, a fin de entender qué sucede.

Sencillamente se trata de un déficit de la G-6PD. Esta enzima ha sido considerada como la enzima que aumenta la vida y protección del eritrocito. La deficiencia de glucosa -6- fosfato deshidrogenasa (G-6-PD) es un trastorno en el cual los glóbulos rojos se descomponen cuando el cuerpo se expone a ciertos fármacos o al estrés de una infección. Es hereditario, lo cual significa que pasa de padres a hijos; una cantidad muy baja de G-6-PD lleva a la destrucción de los glóbulos rojos. Este proceso se denomina hemólisis.

Veamos algo más profundo de su accionar.

Existe una relación muy importante entre la G-6PD y el NDPH, pues esta reacción llevará a la producción de 6-PDG1,5 lactone, NADPH y H+.

Esta deficiencia puede llevar al eritrocito a su destrucción hemolítica, aunque dicha deficiencia de la enzima es un trastorno genético que afecta más a los hombres de raza negra. Una mutación en el gen de la G6PD causa que los glóbulos rojos se destruyan en forma prematura, pero también hay que recordar que una alteración de la formada enzima, o en su producción por causas ya referidas, trae como condición la inutilización de su producción por inhibición y la consiguiente hemolisis.

Importante tomar en cuenta algunos tips, tales como:

- G6PD convierte a glucosa-6-fosfato a fosfogluconato-lactone, y esta enzima ayuda a aumentar los niveles de NADPH; este, a su, vez mantendrá el glutatión reducido, el cual es básico para la limpieza o eliminación de radicales libres (ROS).
- Este escudo de glutatión + G6PD + NADPH impide que los radicales libres lesionen al glóbulo rojo, dándole mejor rendimiento en su función transportadora de O_2. La carencia de la G-6PD pone en riesgo la pared del eritrocito y favorece su destrucción (hemólisis).
- Las fabas tienen un alto contenido de vicine y convicine, que son alcaloides glicosilados; estos originan, gracias a la acción de la B-glicosilasa, la divicina y el isouramilo, que son unos oxidantes preferenciales del eritrocito, y conducirán a su lisis.
- El glutatión es un gran defensor de la estructura compuesta del eritrocito, y este a su vez es originado por la relación G6PD y el NADPH.
- Este glutatión es un gran donador de electrones, pues reduce las bandas sulfhídricas que están dentro del citoplasma plasmático a cisteína, siendo este el electrón donante. Por esta razón se considera al glutatión como un donador de electrones. También se convierte a la forma oxidada, formando el precursor glutatión sulfidrilo (también llamado L-Glutation).

Esta enzima es cuantificable en laboratorio, y el resultado normal del análisis indica que hay actividad de la G6PD en sus células sanguíneas. Un resultado normal, para los adultos, es de 5.5 a 20.5 unidades/gramo de hemoglobina, y un valor menor del 10 % de lo normal significa que la persona tiene una deficiencia grave y anemia hemolítica crónica.

G6PD protege los glóbulos rojos ricos en oxígeno de sustancias químicas llamadas especies reactivas de oxígeno (ROS).

La ROS se acumula en el cuerpo:

- Durante una fiebre o infección.
- Cuando se ingieren ciertos medicamentos.
- Cuando se comen habas.

Si tus niveles de G6PD son demasiado bajos, los glóbulos rojos no estarán protegidos de estos productos químicos. Las células sanguíneas morirán, lo que conducirá a la anemia.

La trombocitopenia inmunitaria

La causa de la trombocitopenia inmunitaria son las enfermedades autoinmunitarias, como el lupus y la artritis reumatoide. El sistema inmunitario del cuerpo ataca por error a las plaquetas y las destruye. Cuando se desconoce la causa exacta de esta enfermedad, se le denomina "púrpura trombocitopénica idiopática"; en estos casos, la ozonoterapia activa el sistema inmunológico, y puede ser un factor de estímulo para el continuo ataque de las plaquetas.

No está del todo confirmado, pero preventivamente, en este caso, es mejor no intentar el tratamiento si los niveles de plaquetas son sensiblemente bajos. Hay autores que no consideran esta patología una verdadera contraindicación, pero quien escribe, considera mejor evitar una conmoción al paciente o un resultado no decoroso con la práctica médica.

En pocas palabras, podemos resumir que las contraindicaciones de la ozonoterapia estarían numeradas como:

- Pacientes con un importante déficit de G6PD. En el fabismo, la hemólisis se observa en estos pacientes por carecer de esta enzima. Tal parece ser que su deficiencia provocada por la ingesta crónica y sostenida de fabas conduce a una disminución e inactivación de esta enzima. **La función principal de esta enzima es proteger y alargar la vida de los glóbulos rojos en la sangre**; si se encuentra en menor cantidad de lo normal, provoca que la vida media de los glóbulos rojos o eritrocitos disminuya y que estos se destruyan.

- Embarazo, debido a que hay que prevenir cualquier inducción a la mutagénesis, aunque esto está descartado, y es improbable que ocurra.
- Pacientes tratados con la enzima convertidora de angiotensina.
- Inestabilidad cardiovascular, hipertensión no controlada trombocitopenia severa, hipertiroidismo no controlado.
- Inhalación directa a concentraciones por encima de las no permitidas para la ozonización de ambientes por su severo efecto irritativo.

Como contraindicación absoluta está el déficit de glucosa-6-fosfatodehidrogenasa (fabismo), ya que esta enzima es necesaria para abastecer de hidrogeniones al sistema glutatión, encargado de tamponar la oxidación que los lipoperóxidos producirán en el hematíe.

Paradoja en la utilización del ozono:

Siempre ha habido una paradoja sobre los efectos tóxicos del ozono. Se observó toxicidad pulmonar debido a la reacción del ozono con ácidos grasos poliinsaturados (PUFA), que resultó en la producción de productos específicos del ozono como productos de ozonización lipídica (LOP). Los LOP actúan como moléculas de transducción de señal mediante la activación de lipasas, como la fosfolipasa A2 o la fosfolipasa C, liberando así ácido araquidónico (AA), que se convierte en mediadores químicos, como PGs, COXs, LOX, etc., lo que conduce a una respuesta inflamatoria.

CONCLUSIÓN:

A pesar de la existencia de una situación de paradoja en el uso del ozono en el tratamiento médico, los datos médicos de diferentes hallazgos revelaron sus aplicaciones en diferentes condiciones fisiológicas y patológicas, como la diabetes, el SIDA, el cáncer, el SRAS, etc. También mejora la circulación sanguínea, oxigena la hemoglobina, posee actividad antimicrobiana, corrige mareos, neutraliza el ácido y supera la debilidad, actúa como energizador celular, potenciador de la vitalidad, potenciador inmune, purificador de la piel, limpiador del hígado y purificador de la sangre.

La ozonoterapia se ha utilizado con éxito, pero todavía se necesita más investigación en esta área para que pueda convertirse en una utilidad médica vital en un futuro próximo.

Con respecto a la terapia sistémica de la ozonoterapia, hay algunas contraindicaciones y advertencias. En primer lugar, el ozono médico no debe administrarse directamente en la sangre, aunque ya hay autores que, a través de infusores especiales y de acuerdo a metodología indicada, lo hacen sin haber y causan mayores problemas. No debe mezclarse en solución con otros fármacos y se debe evitar la solución salina por su efecto oxidante. En segundo lugar, no hay estudios sobre ozonoterapia y embarazo; por lo tanto, debe evitarse el tratamiento en este caso. Otra contraindicación absoluta es la deficiencia de glucosa-6-fosfato deshidrogenasa en la administración sistémica. Potencialmente, la administración de MO en pacientes que sufren de hipertiroidismo podría ser perjudicial para los pulmones. La World Federation of Ozone Therapy (WFOT) estima la incidencia de complicaciones en un 0,0007 %.

Igualmente hay que recordar que ya hay autores que aplican sin ningún riesgo este procedimiento en trombocitopenias mayores de 50.000, lo cual modifica algunos criterios de exclusión sobre este aspecto.

Capítulo XI

Patología vertebral y ozonoterapia

Entre un 70 y un 85 % de la población sufre dolor lumbar en algún momento de su vida. La incidencia anual de dolor lumbar en adultos es del 15 %, y su punto de prevalencia es del 30 %. El dolor lumbar es la primera causa de incapacidad en personas menores de 50 años. Dicho dolor puede originarse en los discos intervertebrales, en las articulaciones de las carillas, en las vértebras, en las estructuras nerviosas, musculares y ligamentosas, y en la fascia musculoesquelética.

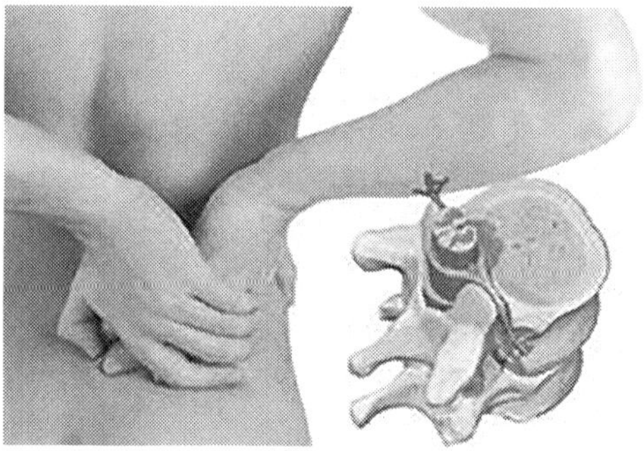

Mecanismo de acción

El ozono tiene propiedades antiinflamatorias, analgésicas y regeneradoras. Cuando se inyecta en el disco, ejerce un efecto deshidratante, reseca el núcleo pulposo del disco rico en proteoglicanos, que se degradan por la acción antioxidante del ozono, con lo que disminuye de volumen, y lo retrae. Este efecto tarda de 4 a 8 semanas. La resonancia magnética demuestra que regenera el disco desde el punto de vista celular. A nivel muscular, combate el dolor al inhibir la acción de las prostaglandinas.

A través de la liberación de enzimas antioxidantes (superóxido-dismutasa, catalasa, etc.), neutralizan la formación excesiva de radicales ácidos que intervienen en la inflamación y el dolor. Este efecto es de mediata instalación y progresión.

El núcleo pulposo es rico en proteoglicanos y tiene normalmente un 70-80% de agua, que ayuda a mantener la altura discal y a disipar las cargas que actúan sobre él.

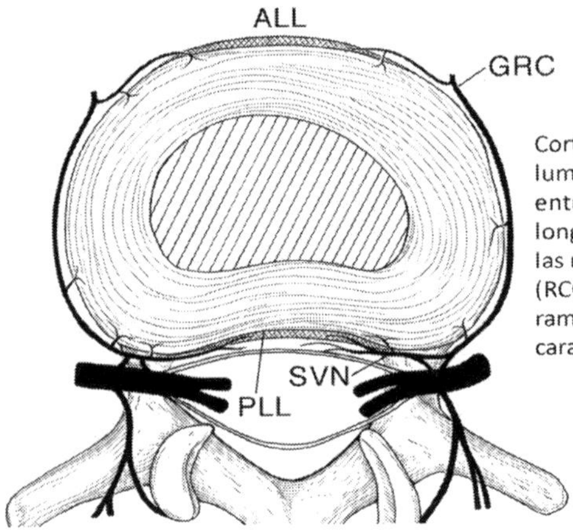

Corte transversal de un disco intervertebral lumbar mostrando su inervación. Nótese como entran en el disco y en los ligamentos longitudinales anterior (LLA) y posterior (LLP) las ramas de los ramos comunicantes grises (RCG) y los nervios sinuvertebrales(NSV). Las ramas que salen de los NSV también inervan la cara anterior del saco dural.

De esta manera podemos entender el origen del dolor, tanto lumbar como el radicular, cuando apreciamos la inervación del disco lumbar, en este caso. Podemos notar que el núcleo pulposo no tiene inervación alguna.

Entendamos pues, igualmente, la diferencia entre el dolor lumbar y el dolor originado por el conocido **conflicto disco radicular**, entendiéndolo de esta manera:

El dolor lumbar es uno de los trastornos espinales más comunes, y la principal causa de ausencia del trabajo en los países industrializados. Aproximadamente, el 80 % de los adultos experimentan al menos un episodio de dolor de espalda baja durante toda la vida, mientras que el 55 % sufre de dolor de espalda baja asociado con el síndrome radicular.

La causa más común de dolor de espalda baja que irradia a lo largo del curso de la raíz nerviosa afectada es la enfermedad del disco. El dolor puede resolverse espontáneamente en más del 60 % de los pacientes, y con tomografía computarizada (TC) o resonancia magnética (RM) se puede evidenciar la reducción de hernia dentro los 8-9 meses posteriores a la presentación del problema, sin embargo, esta medida limitaría a toda una población laboral que requiere mantenerse activa, y sería imposible esperar que un 80 % de esta población se recupere de manera espontánea, por lo cual se proponen medidas de tratamiento, dentro de las cuáles está la ozonoterapia y sus diversas formas de aplicación en una columna afectada.

Fisiopatología de la degeneración del disco intervertebral con el envejecimiento

Proceso:

- Disminución de las respuestas celulares
- Procesos bioquímicos
- Cambios en las placas terminales

Efectos

- Senectud (alteración de la expresión genética y de los factores de transcripción)
- Apoptosis (muerte celular programada)

Desequilibrio entre las actividades catabólicas y anabólicas:

- Modificación de la proteína postransicional
- Aumento de los enlaces cruzados del colágeno mediante glucolización no enzimática y peroxidación -lipídica
- Pérdida de proteoglicanos
- Alteración de la difusión de sustancias nutritivas, fallos en la unión de nuevas moléculas sintetizadas, disminución de la vascularización y de la porosidad, causa de la calcificación de la placa terminal, y traerán como consecuencia:

Niveles altos de lactato y disminución del pH

↓

Apoptosis celular

↓

Adelgazamiento o microfractura de la placa terminal

↓

Aumento de la permeabilidad y alteración de las propiedades hidráulicas

↓

Transferencia de cargas no uniforme y aumento focal de fuerzas de cizallamiento

↓

Degeneración discal y lesión del anillo fibroso

Pero sigamos indagando más sobre este tema antes de mostrar las maneras de tratar estas afecciones.

Se informa que el tratamiento quirúrgico de una hernia de disco tiene una tasa de éxito a corto plazo de 85% - 90%, con una incidencia de verdadera recurrencia de la hernia discal de 2% - 6%. La tasa de éxito tiende a disminuir al 70% - 80% durante el seguimiento a largo plazo (más de 6 meses) como resultado de la aparición de síntomas relacionados con el síndrome de cirugía de espalda fallido (SEF).

Este síndrome, a menudo, se caracteriza por recurrencia y/o cicatriz hipertrófica que da lugar a síntomas graves en el 20 % de los casos, y un verdadero SEF en el 15 % de los pacientes. En consecuencia, los neurocirujanos han tendido a adoptar un enfoque menos agresivo, y se estima que sólo entre el 3 % y el 4 % de todos los pacientes afectados por dolor de espalda baja y/o ciática reciben tratamiento quirúrgico en los Estados Unidos.

La patogénesis del dolor de espalda baja es multifactorial, con causas como la compresión mecánica de la raíz nerviosa, asociada con la respuesta inflamatoria bio humoral, tanto mediada por células inmunes como con no inmunes. Los nuevos conocimientos sobre la patogénesis del dolor de espalda baja y el SEF, así como la convicción generalizada de que el tratamiento conservador es tan beneficioso como la cirugía a largo plazo, han impulsado la investigación de técnicas mínimamente invasivas, como quimiolisis con quimopapaína, discectomía lumbar percutánea automatizada (APLD), descompresión percutánea de disco láser (PLDD), terapia electrotérmica intradiscal (IDET), nucleoplastia percutánea, discectomía lumbar percutánea descompresiva , y oxígeno-ozono intradiscal (O2-O3).

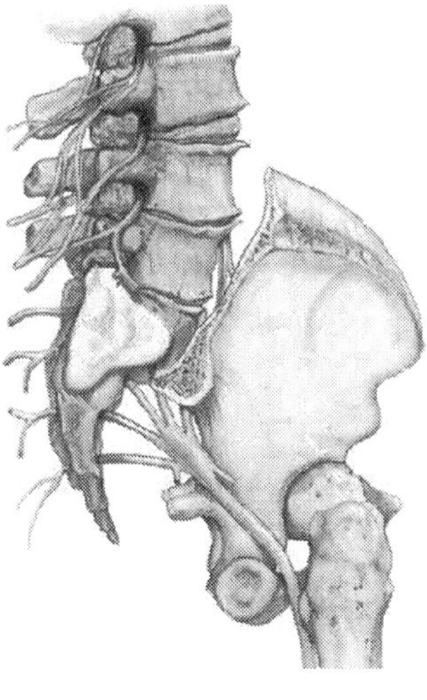

Es fundamental describir los síndromes más frecuentes en las patologías tratadas con ozonoterapia, así como algunas alternativas asociadas, como el PRP.

Lumbociatalgia

La lumbalgia es una afección caracterizada por un conjunto de signos y síntomas localizados en la zona lumbar, siendo el dolor la manifestación de mayor relevancia. La ciática, por su parte, es un dolor debido, generalmente, a un proceso irritativo situado en el trayecto de las raíces que integran el nervio ciático, resultando frecuente la parestesia o sensación de hormigueo, con otros signos y síntomas a nivel del miembro inferior, y siempre acompañada de dolor lumbar en un 20 % y dolor radicular en un 80 %.

Esta primera definición es la más conocida en el ámbito popular, y así tiene sus diferencias particulares.

En el caso de la hernia discal, pues se entiende que es una protrusión importante del núcleo pulposo por una debilidad de las paredes del anillo fibroso del disco intervertebral, el cual permite la salida contenida del núcleo hacia un lado del segmento, tratando de ocupar el espacio de foramen por donde transita la raíz nerviosa correspondiente, provocando una compresión extrínseca de dicha raíz e iniciando el ya conocido conflicto disco-radicular.

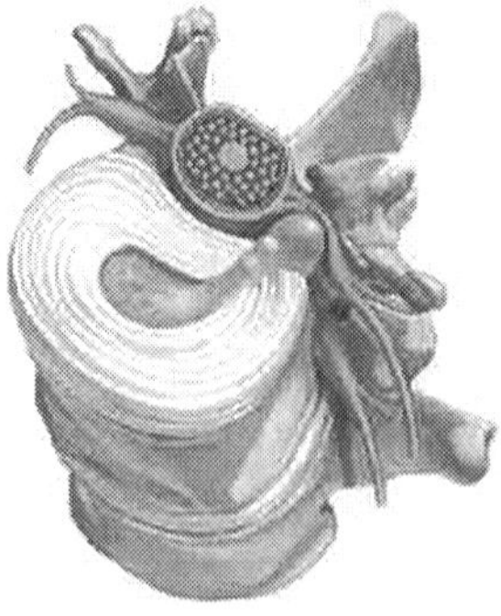

Como se puede apreciar en la figura anterior, es importante clasificar esta afección, pues se requiere para el procedimiento de la discólisis o nucleolisis que el núcleo esté todavía contenido para que el ozono, cuando sea infiltrado dentro del disco, actúe sobre el mismo y realice su trabajo químico y como modificador estructural.

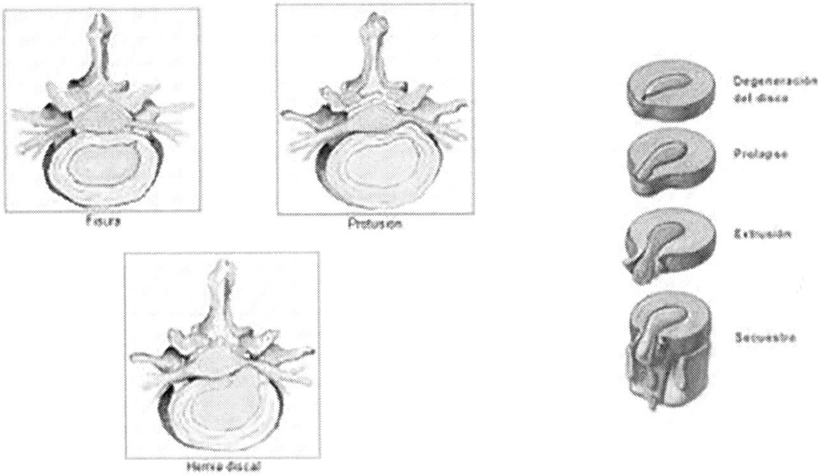

Por ello es que, si hay una extrusión discal o un secuestro discal, será muy discutible la posibilidad de éxito de la discólisis, pues cómo explicar que el ozono hará su efecto si el núcleo ha migrado ante una extrusión y migración a un lugar diferente. Sin embargo, hay autores que lo practican y refieren buenos resultados, aunque no presentan imágenes a posterior del procedimiento y solo evidencian mejoría de los síntomas del paciente, también ha sido comentado previamente el porqué de esto.

El síndrome de inestabilidad lumbar por degeneración discal del segmento lumbar bajo

Este síndrome se caracteriza por una degeneración del disco intervertebral, por una deshidratación del núcleo pulposo, que conlleva a una inestabilidad del correspondiente segmento, con alteraciones biomecánicas de este, las cuales suelen ser de dos o tres niveles.

Sus causas suelen ser múltiples, pero la más conocida es de origen genético más que nutricional o por factores laborales. Esto se ha comprobado por estudios de genética poblacional comparativa, donde se han identificado las características cromosómicas de familias en sus diferentes edades y la misma presencia del cromosoma afectado de esos miembros familiares directos, donde el de mayor edad ya sintomático o tratado de su columna, presenta esas marcas cromosómicas iguales al de menor edad todavía asintomático, lo cual augura que este menor, al llegar a la edad del sintomático, tendrá la misma afección. No se sabe si esto puede ser evitado, pero sí puede ser tratado con medios múltiples de tratamientos asociados y conductas que eviten una lesión, entre ellas, la ozonoterapia.

Este síndrome se caracteriza por dolor asociado a la movilidad, y es atenuado con reposo. La imagenología es típica, al mostrar una columna vertebral lumbar con signos de evidente deterioro del disco, con una disminución importante de su altura, deshidratación (*black disc*), protrusiones múltiples, cambios Modic importantes. El Test de Oswestry mostrará un índice de incapacidad funcional variable que ayudará al investigador médico a clasificar y orientar al paciente. Puede estar acompañado o no de radiculopatía, pero el dolor lumbar es la mayor queja de estos pacientes, con una distribución de 80 % dolor lumbar y 20 % dolor radicular.

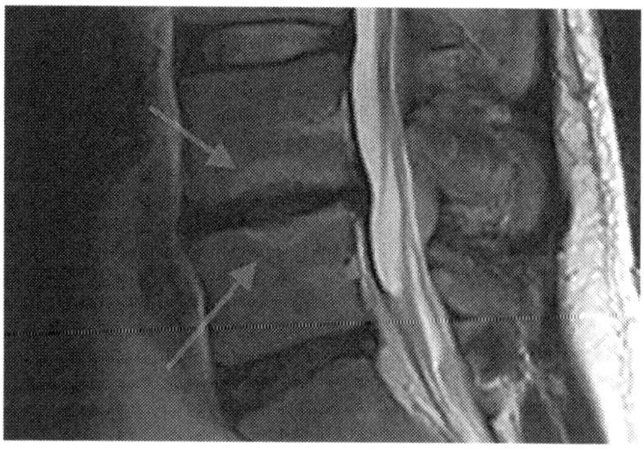

Cambios Modic tipo I. Las imágenes corresponden a una inflamación en el hueso del cuerpo vertebral, lo que llamamos edema óseo. Técnicamente, vemos una señal hipointensa en T1 e hiperintensa en T2. Este edema óseo puede deberse a microrroturas de la estructura interna del hueso de la vértebra.

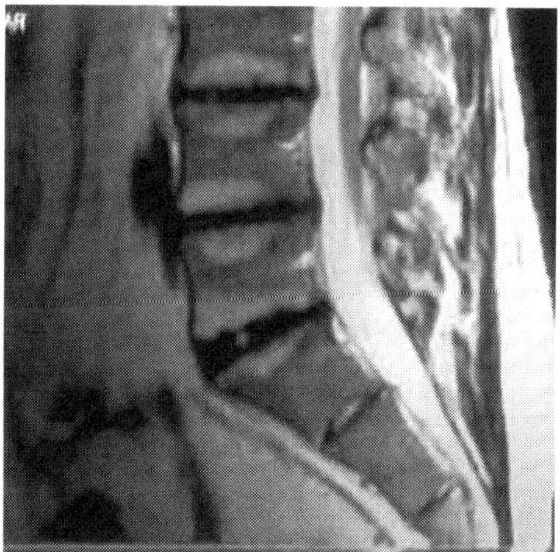

Cambios Modic Tipo II. Esta imagen refleja la pérdida de mineralización del hueso y la presencia de grasa sustituyéndolo en el hueso. En este caso, vemos una señal hipertensa tanto en T1 como en T2.

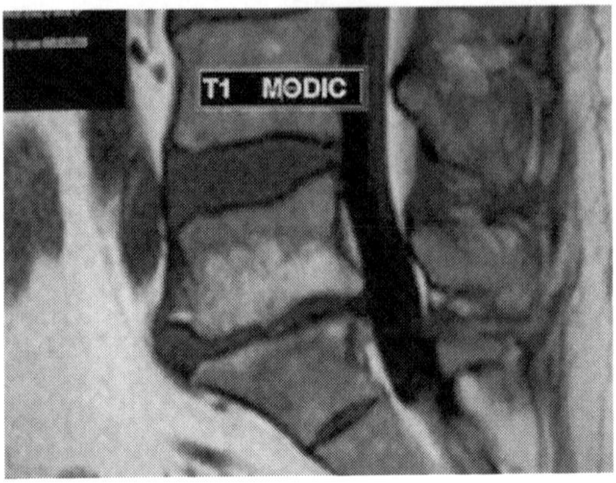

Cambios Modic Tipo III. Este es un tipo mucho más raro, corresponde a la esclerosis del hueso que está por debajo de los platillos vertebrales. La señal es hipointensa tanto en T1 como en T2.

Estos pacientes, generalmente son elegidos para cirugías de fusión lumbar con diferentes métodos, pero la aplicación de ozonoterapia paravertebral ha demostrado en múltiples estudios publicados en PubMed, que la eficacia de esta práctica recupera al 87 % de los pacientes afectados.

Previa identificación de la causa en estos pacientes, y con toda la información precedente de imagenología, Test de Oswestry y fisiatría previa que no haya provocado alguna mejoría del paciente, este será incluido a la práctica de la ozonoterapia paravertebral, la cual este autor recomienda como sigue:

Ozonoterapia paravertebral L4-S1, con aplicaciones bilaterales por referencias anatómicas del paciente acostado en prono, sin soportes pélvico, en una camilla médica.

Se procede a aplicar dos sesiones semanales y evaluar, a la sexta sesión, su cuadro de mejoría, el cual debe ser registrado desde su inicio hasta el fin, con el propósito de comparar su estado evolutivo.

Se inicia con dosis de 10 mcg/ml y 60 cc de ozono, el cual se inyecta a razón de 10 cc por cada punto lateral desde L4 a S1.

En algunos casos se puede administrar procaína al 2 % si el paciente acusa mucha molestia por la sensación de administración del ozono.

Esta concentración irá subiendo según las sesiones, pero en todo caso, ya a la cuarta o quinta sesión debe de haberse alcanzado una concentración de 15 mcg/ml, allí se mantendrá hasta seguir el protocolo de este autor, quien recomienda que después de dos sesiones semanales por tres semanas, continúe con una semanal por 4 semanas, luego con una cada 15 días por dos meses, y luego una mensual por tres meses, para luego mantener semestralmente una aplicación, según el caso.

Hay pacientes que sólo retornan al sexto mes y luego se pierden de la consulta médica debido a causas de mejoría, y otras como total desaparición del dolor y limitación funcional. En más de 14 años, particularmente no he tenido que operar o fusionar a ningún paciente que haya sido objeto de esta aplicación protocolar.

Más adelante explicaré el uso del PRP en algunos casos y su mecanismo de acción en esta patología, así como en las hernias discales, síndrome facetario, síndrome de espalda fallida y estenosis leves del segmento lumbar.

Síndrome facetario

A diferencia del anterior, este se diferencia por dolor al reposo y alivio a la movilidad, pero también las posturas de pie por largos periodos incrementan la dolencia, al igual que el exceso de flexión o extensión de la columna lumbar.

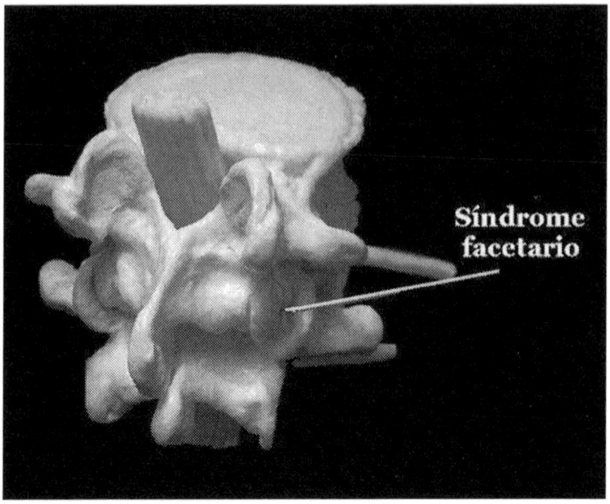

El **dolor facetario** se refiere al síntoma característico que se presenta durante la movilidad e irritación de las facetas de la columna vertebral, alteradas estas por una afección originada, o por la inestabilidad de dicho segmento o por lesiones artrósicas generales del paciente, que han afectado a estas pequeñas articulaciones las cuales le dan apoyo a la estabilidad lumbar. Se presenta con mayor predominancia en la región lumbar y tiende a irradiar hacia otras partes del miembro inferior, con muy pocas probabilidades en su comienzo de ser acompañado por radiculopatías. Autores explican que el dolor al estar en reposo se origina cuando estas pequeñas articulaciones entran en descanso y dentro de estas se acumula contenido de líquido sinovial en mínimas cantidades por la fricción interfacetaria de sus carillas, y al llenarse en reposo, provocan la molestia dolorosa. Muy diferente a el dolor despertado en la posición de pie por largos periodos (reposo articular), el cual se explica por el sostén de la carga corporal sin movimiento.

En casos severos, la excrecencia ósea por la gran hipertrofia puede ocupar el agujero foraminal interno e irritar la raíz nerviosa, provocando la estenosis del foramen y complicando el cuadro clínico del paciente.

Cuando la aplicación de la ozonoterapia paravertebral es similar a la de la discopatía degenerativa, pues los mediadores químicos del dolor también se activan. Aunque, si la artrosis es severa, la mejor manera es bloquear al dolor con la ayuda de la imagenología, y asociar la aplicación de esteroides intracapsulares, lo cual ayudará también; sin embargo, después de la primera aplicación esteroidea el autor recomienda sólo las aplicaciones paravertebrales, pero técnicamente la aguja debe estar más orientada a la faceta y sus alrededores que a nivel foraminal.

En estos casos de la aplicación dirigida por imagenología (arco en C o TAC) es ideal identificar que estamos dentro de la faceta usando contraste radiológico, y proceder con ozono a 15 mcg/ml y 5 cc por faceta a tratar, aplicar el antiinflamatorio esteroideo 1 cc por faceta de triamcinolona 40 mg asociado a 1 cc de lidocaína al 1%.

Después de este proceder se recomienda el mismo protocolo que se usa para el síndrome de inestabilidad lumbar. Estos casos son de menor grado de consulta y aparición que el síndrome anterior descrito.

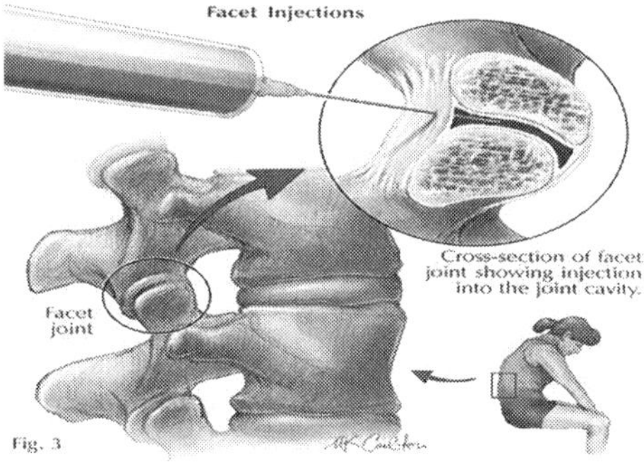

Discólisis o nucleolisis percutánea con ozonoterapia intradiscal

Es importante recordar el origen de este dolor desde el punto de vista químico, ya que explica casi la totalidad del dolor disco radicular. Algunos autores han implicado a la fosfolipasa A2, derivada del núcleo pulposo herniado, en la producción del dolor por irritación de las raíces nerviosas. Hay dos teorías que explican el dolor, la de la hiperalgesia térmica y la hiperalgesia mecánica.

La hiperalgesia mecánica probablemente es mediada por la activación de la fosfolipasa A2, puesto que la mepacrina, que es un inhibidor relativamente selectivo de la fosfolipasa A2, contrarresta la hiperalgesia mecánica producida por el núcleo pulposo. La hiperalgesia térmica producida por el anillo fibroso autólogo puede ser inducida por efecto directo del ácido nítrico en el ganglio de las raíces dorsales.

La salida del núcleo pulposo al espacio epidural provoca una respuesta autoinmune y una infiltración celular inflamatoria. Las células inflamatorias segregan citocinas quimiotácticas, que posteriormente reclutan macrófagos. Las citocinas, como la interleucina-1 (IL-1) y el factor-α de necrosis tumoral (FNT-α), parecen aumentar la producción de MPM (metaloproteinasas).

Estas metaloproteinasas producen la degeneración del material discal y del colágeno contenidos en el ligamento longitudinal posterior (LLP), causando el debilitamiento y, finalmente, la rotura del LLP.

Las MPM son responsables de la remodelación normal de la matriz extracelular de los tejidos conectivos. En muestras de discos intervertebrales degenerados se han encontrado formas activas y proformas activas de MPM-2 y MPM-9, y se ha implicado a la MPM-1 (colagenasa-1) y a la MPM-3 (estromalisina-1) en la patogenia de la hernia discal. La actividad de las MPM parece ser mayor en las hernias discales intervertebrales que en otros trastornos discales.

Las MPM también pueden influir en la evolución natural de la hernia discal intervertebral. La regresión primaria y espontánea de grandes hernias discales frente a la de los discos protruidos con el paso del tiempo, parece estar relacionada con la mayor síntesis de MPM. El inhibidor tisular de la metaloproteinasa-2 (ITMP-2) se encuentra en todos los tejidos a niveles bajos, mientras que en el material discal intervertebral enfermo está en cantidades elevadas. El desequilibrio entre las MPM y los ITMP endógenos puede contribuir de forma importante en el proceso degenerativo, induciendo la reabsorción discal. Así se explica la reabsorción del núcleo pulposo protruido o herniado.

Ya entendido este aspecto químico y cómo muchas hernias discales contenidas o extruidas, pero no secuestradas o migradas se pueden resolver, entraremos en materia para saber qué ocurre cuando el O_3 se pone en contacto con el núcleo pulposo herniado.

Esta es la manera clásica de explicar qué produce el ozono dentro del disco intervertebral.

Como actúa el Ozono en dicho conflicto

Así, el ozono intradiscal actúa en 3 niveles diferentes:

- **Inhibición de la prostanglandina E2 y de la fosfolipasa A2 (semejante a los esteroides) y otras citocinas proinflamatorias (IL 1, 2, 8. 12, 15, interferón a). Incrementa la liberación de citocinas inmunosupresoras (IL10, factor B1): efecto analgésico y antiinflamatorio.**

- **Incrementa la microcirculación local, reduce el estasis venosa: efecto analgésico, pues la raíz nerviosa es muy sensible a la hipoxia.**

- **Presenta efectos directos sobre los mucopolisacáridos y proteoglicanos del núcleo pulposo, lo que se denomina ozonólisis, produciendo una discólisis química con pérdida de agua y deshidratación.**
  - **Posteriormente, se produce una degeneración de la matriz, la cual es sustituida por fibras de colágeno, en aproximadamente 5 semanas, Resultando reducción del volumen del disco.**

Para el procedimiento de la discólisis o nucleolisis, es importante mantener este protocolo que a bien tengo en recomendar:

Elementos complementarios para su aplicación

- Test de Oswestry
- Consentimiento informado
- Relación médico-paciente ideal
- Dotación clínica de materiales adecuados y actualización de criterios
- Protocolos de aplicación según patología

Los criterios de inclusión de un paciente al que se le realizará el procedimiento son los siguientes:

1. **Falla del tratamiento conservador:** lumbalgia y lumbociatalgia que no mejoran con el tratamiento conservador entre las 5 a 8 semanas.
2. **Criterios neurológicos:** signos positivos de compresión radicular, con o sin trastornos sensitivos obtenidos por una clara evaluación clínica del paciente.
3. **Criterios neurorradiológicos:** resonancia magnética de columna con evidencia de hernia de disco, que coincida con la clínica del paciente.

Los criterios de exclusión son:

1. Hernias discales migradas severamente o secuestradas fuera del espacio anatómico.
2. Infección asociada a procedimientos locales.
3. Espondilolistesis grado III y IV.
4. Severa estenosis del canal neural lumbar.
5. Trastornos severos de la coagulación.
6. Estenosis lumbar severa y multisegmentaria.

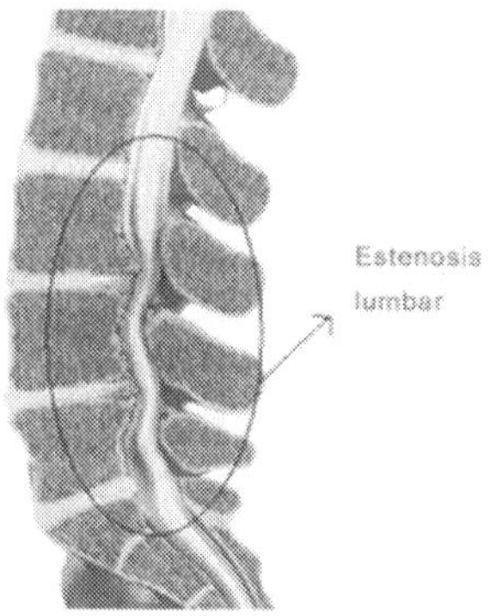

Discólisis percutánea y su procedimiento

Con ozono, el tratamiento de las hernias discales es una técnica mínimamente invasiva, que se basa en la inyección de ozono (más concretamente de O_2-O_3) tanto a nivel del disco herniado como en la musculatura paravertebral. En este caso, será sólo a nivel intradiscal, a concentraciones que se describirán adelante.

El ozono inyectado en el disco acelera la degradación de los polisacáridos en el núcleo pulposo, con lo que disminuye el volumen del material herniado. Ya hemos conocido cómo actúa tanto a nivel mecánico como a nivel químico.

El paciente es colocado en decúbito ventral con previa administración de 2 mg de ciprofloxacina profiláctica IV y evaluado por el anestesiólogo en cuanto a sus condiciones generales y antecedentes médicos, monitorizando sus condiciones cardiológicas y respiratorias bajo sedación leve anestésica. Se procede a la asepsia y antisepsia correspondiente de la zona lumbar, en este caso, y se demarcan, con la ayuda del arco en C, la zona y la referencia anatómica para el ingreso de la aguja correspondiente dentro del espacio discal afectado.

Se realiza una proyección en antero posterior del nivel de la columna lumbar, a fin de determinar periféricamente el espacio a tratar, y se marca superficialmente, se define la línea media lumbar y a 8 o 10 cm de esta, se inicia previa administración de lidocaína al 2 % en el plano subcutáneo y medio en profundidad de los tejidos, la inclusión de una aguja chiba de 15 cm y de 27 gauge, hasta llegar a las cercanías del disco seleccionado. Para ello, se coloca el intensificador de imágenes en 40 a 45 grados, a fin de obtener una visión de túnel sobre la aguja que invadirá el espacio intervertebral.

Es importante determinar que la aguja pase por delante de la faceta superior y el límite del platillo vertebral superior de la vértebra inferior al disco, con la finalidad de evitar caer en el espacio del conducto vertebral neural.

Una vez más se moviliza el intensificador de imágenes, con el propósito de obtener una visión en AP y determinar la progresión de la aguja dentro del disco. Luego se hace una proyección lateral que detectará el ozono al ser inyectado dentro del disco intervertebral afectado.

La aguja se retirará después de la administración del ozono hasta llegar a las inmediaciones del foramen correspondiente, donde aplicaremos 1 cc de metilprednisolona por cada nivel que haya sido ozonizado. Hay autores que solo aplican ozono a nivel del foramen, pero los resultados han sido favorecedores en los pacientes cuando se combinan estos dos factores.

Una vez en el interior del disco, se administrará vía inyección intradiscal directa la cantidad de ozono de 5 a 10 cc a una concentración de 25 mcg/ml. Se podrá notar un efecto pistón en el momento de la aplicación y un cambio muy lúcido del espacio intervertebral con salida a través de los forámenes, en ocasiones del mismo ozono dibujando las raíces nerviosas del segmento.

Este procedimiento es de tipo ambulatorio, y el paciente, una vez atendido, será custodiado por el anestesiólogo, quien declarará el egreso del paciente cuando recupere sus funciones neurológicas y de conciencia plena. Este procedimiento puede durar un corto tiempo, y dependerá de la habilidad y pericia del tratante.

Generalmente, se aconseja aplicar a la semana siguiente O_3 para vertebral por 4 sesiones una vez por semana, lo cual terminará por degradar todos aquellos principios activos causantes de dolor vecinal.

Hay diferentes procedimientos y estilos, pero este autor recomienda el ya descrito, el cual durante más de 14 años ha dado excelentes resultados que han sido publicados en revistas internacionales y expuestos en eventos de igual mención.

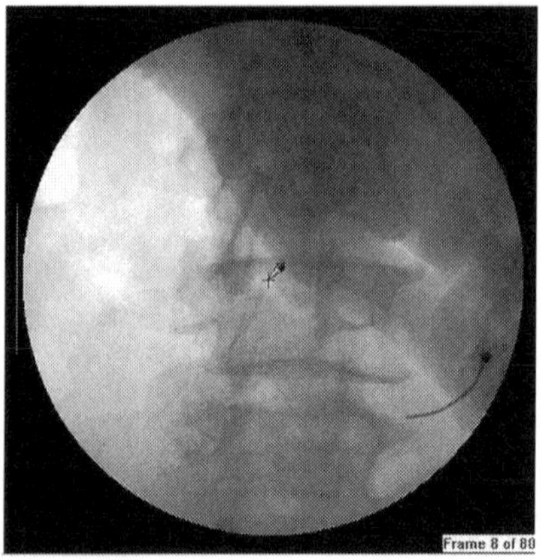

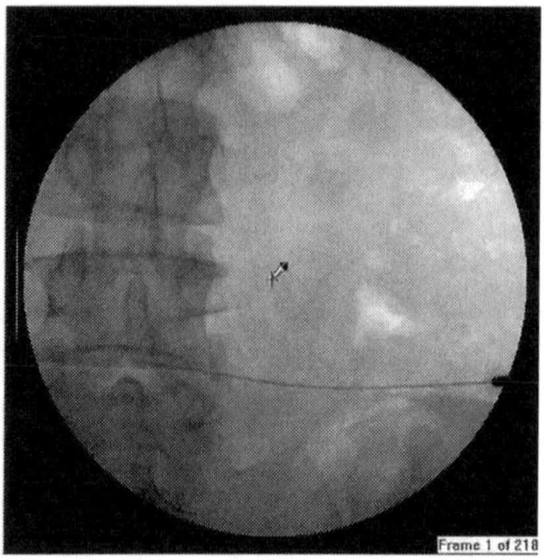

Se puede apreciar la imagen de ingreso de la aguja en posición de 45 grados el arco en C para identificar la entrada correcta, y luego a posición AP para corroborar que estamos dentro del disco y no hemos pasado de la línea media, a fin de evitar una salida de la aguja del disco y ocasionar serios problemas vasculares

Imagen de la aguja dentro del disco y su salida hacia el foramen para la correspondiente aplicación de ozono en dicha zona.

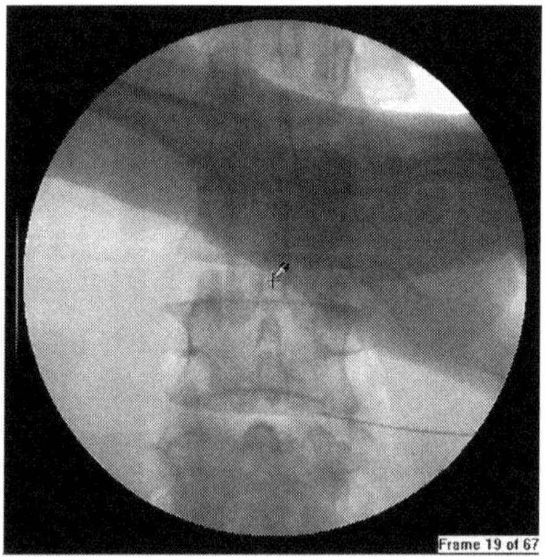

Imágenes de paciente sometida a ozonoterapia intradiscal antes y a los doce meses posterior a su aplicación.

Antes de la aplicación

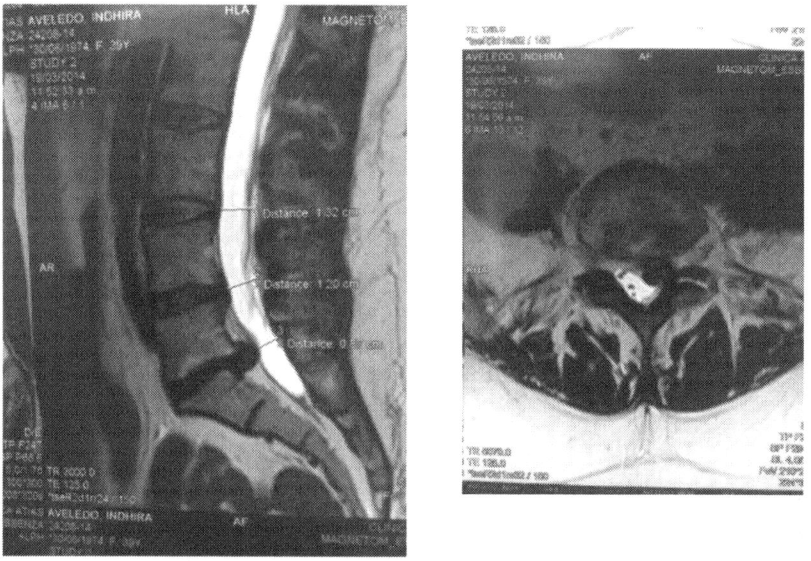

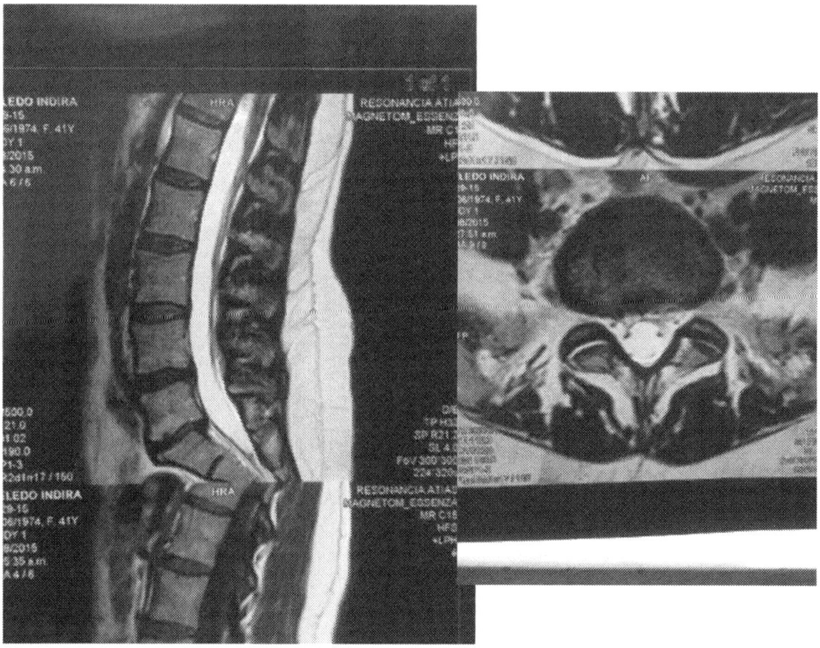

Al año de la aplicación de O_3 intradiscal

Podemos concluir sobre esta aplicación, que el mecanismo de acción de ozono se está investigando actualmente, e incluyen la inhibición de inductores inflamatorios y mediadores productores de dolor en el sitio de la enfermedad. El ozono, mediante ozonólisis directa, inhibe la síntesis y liberación de prostaglandinas, bradiquininas y varias moléculas algogénicas y aumenta la liberación de antagonistas de citoquinas proinflamatorias.

El efecto del ozono en la resolución o disminución de la radiculitis química también puede explicar la eficacia clínica de la inyección intraformaminal de O_3 sin terapia intradiscal. Además, el efecto directo del ozono en los mucopolículo sacáridos que componen el núcleo pulposo del disco intervertebral con ruptura de moléculas de agua (deshidratación) y contracción del disco ejerciendo compresión en las raíces nerviosas, puede liberar la presión mecánica de la protrusión sobre las raíces nerviosas afectadas.

La discólisis o nucleolisis de ozono proporciona un excelente alivio del dolor en la mayoría de los pacientes con hernia de disco, que no respondieron a la terapia conservadora. No hubo ninguna diferencia estadística significativa entre el tratamiento de la inyección de oxígeno-ozono combinado con esteroides, y ozono sólo en el seguimiento de 6 y 12 meses. Por lo tanto, O_2–O_3 parece desempeñar un papel en el alivio del dolor. Sugerimos la administración de la mezcla de O_2-O_3 como un tratamiento de primera elección, antes de recurrir a la cirugía o cuando la cirugía no es posible, y la adición de infiltración de esteroides epidurales no es necesaria.

En cuanto a las aplicaciones de PRP en estas patologías, hay muchos autores comprometidos en esta temática que faltan todavía por dar resultados halagadores, a pesar de sus fundamentos biológicos.

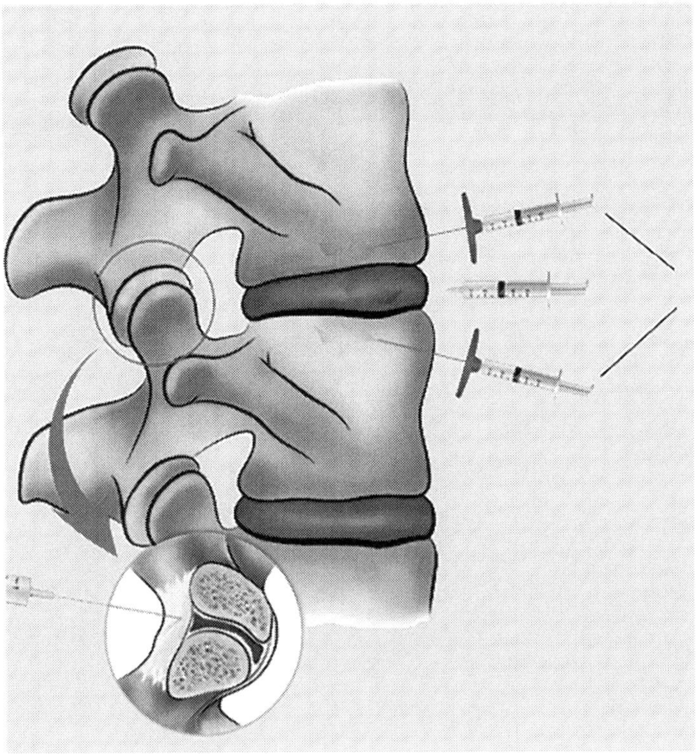

Estas aplicaciones tienen un básico estamento de cómo trabaja y cómo se regeneran tejidos afectados, entre ellos el disco intervertebral o los cartílagos de las facetas vertebrales artrósicas. Tomaremos información de un trabajo realizado por Tuakli-Wosurnu *et al.*, quienes trataron de evaluar el efecto de una sola inyección intradiscal de 1-2 ml de PRP con agente de contraste en la enfermedad intradiscal degenerativa sintomática, en la que previamente se habían inyectado 1,5 ml de líquido de contraste omnipaque para confirmar el dolor y la estructura dañada.

Los datos de dolor y función se recopilaron en una semana; en 4 semanas y 8 semanas para grupos de tratamiento y control PRP. A las 8 semanas, observaron mejoras estadísticamente significativas en el dolor (escala de clasificación numérica [NRS]), la función (índice de calificación funcional [FRI]) y la satisfacción del paciente (Cuestionario de Resultados de la Sociedad de Columna Vertebral de América del Norte) en el grupo que recibió inyección de PRP intradiscal, en comparación con el grupo de control.

Los autores informaron que hubo una mejora significativa clínica desde el inicio hasta los 6 meses, y un año en relación a las puntuaciones previas de dolor de NRS, y FRI.

Este procedimiento sigue en vigencia y algunos autores explican que este es el mecanismo de acción del PRP sobre el disco degenerado, mas no en casos de hernias discales, pues la fisiopatología es totalmente diferente, aunque esté asociada en la gran mayoría de los casos. Quiero decir con esto que la indicación del PRP intradiscal en la enfermedad degenerativa de los discos que conducen a inestabilidad del segmento lumbar afectado, puede ser tratada con O_3 más PRP, mas no lo indico en el tratamiento de la hernia discal contenida, donde solo aplicaría el O_3 intradiscal ya descrito.

Pero veamos cómo explican los autores este mecanismo.

El plasma rico en factores de crecimiento como adyuvante en dolor lumbar y reparación intervertebral de degeneración discal, se ha descrito que actúa gracias a las plaquetas que contienen muchos mediadores bioactivos liberados de estas, previa activación con Clca, donde en los α-gránulos estarán (TGF-β y PDGF, VEGF, FGF, EGF, IGF-1, HGF, BmPs, BDNF, quimioquinas y citoquinas) y en los gránulos densos (histamina, serotonina, calcio y ATP/ADP). Además, hay otros componentes en el PRP procedentes principalmente del plasma, a saber: IGF-1, HGF, protrombina, fibrinógeno, fibronectina y otras proteínas, que junto con proteínas adhesivas expresadas por plaquetas activadas, juegan un papel central en las vías de señalización celular que están involucradas, tanto en el reconocimiento de lesiones tisulares como en la reparación de tejidos dañados.

Es así como se inicia una cadena de reparaciones tisulares gracias a todos estos componentes. En consonancia con esta dirección, muchos estudios han demostrado que los productos PRP tienen un trabajo antiinflamatorio, inmunomodulador, antioxidativo, anabólico-trófico constructivo y un robusto efecto antialérgico, actuando, así, como un agente biológico multifacético en condiciones crónico degenerativas, como las articulaciones sinoviales de la osteoartritis de rodilla y cadera, que de alguna manera es similar a la enfermedad discal degenerativa y daño discal en muchos aspectos. Por esta razón se aplica en estas afecciones.

Aplicaciones paravertebrales en la DDD (discopatía degenerativa discal)

También describiremos la aplicación paravertebral y sus indicaciones. Estas aplicaciones están descritas para el síndrome de inestabilidad lumbar por degeneración discal ya descritas anteriormente, y se practican de manera protocolar de diferentes maneras, según los dedicados al tema, pero muy modestamente explicaré la manera con la que, a través del tiempo, he obtenido el conocido resultado de 87 % a 90 % de mejoría de los pacientes, en cuanto a dolor incapacitante, mejoría de calidad de vida, la no ingesta de analgésicos, el retorno laboral y actividades de la vida diaria que estaban ya en condición prohibitivas para muchos pacientes. Acá también se ha aplicado el PRP en ocasiones, explicándose su función como una terapia basada en proteínas, que se basa principalmente en las células residentes de tejidos como objetivo fundamental para intentar retrasar, detener o revertir la degeneración intervertebral de la articulación facetaria y del disco, y así reducir el dolor. Esta combinación de O_3 más PRP ocasional, y según protocolos, ha demostrado una gran eficiencia en el rescate de pacientes afectados por DDD.

El ozono inyectado en la musculatura paravertebral estimula la producción de enzimas antioxidantes, neutralizando así los productos tóxicos liberados por la ruptura del núcleo pulposo y/o los mismos principios activos responsables en parte de la inflamación del nervio afectado, de la musculatura y fascia afectada y adolorida. Así mismo, la acción analgésica del ozono hace disminuir la contractura muscular de defensa que, de forma refleja, se activa para proteger la zona de la hernia discal o del disco deshidratado y segmento artrósico.

La inyección de ozono paravertebral se aplicó en el lugar más cercano a la patología del disco. La inyección de ozono paravertebral tiene un mejor efecto en la combinación de efectos bioquímicos en el músculo (mejora de la oxigenación, corrección de la acidosis local y pérdida de estasis venosas y linfáticas). También muestra un mecanismo paradójico de acción útil que aumenta las citoquinas inmunosupresoras (interleucina-10 y transformando factor de crecimiento-b) en estas regiones inyectadas.

Previa selección del paciente según los criterios clínicos, se iniciará un ciclo de sesiones de dos aplicaciones por unas tres semanas, lo que indica que serían máximo 6 sesiones, a fin de evaluar a su término el efecto del O_3 en estos pacientes, ofreciendo la alternativa de seguir o parar las aplicaciones según el resultado logrado por el paciente ante una entrevista y formulario que llenará, donde se evaluará el beneficio, o no, de las aplicaciones.

De ser positiva esta respuesta, se mantendrá una aplicación semanal por 4 semanas, se continuará con una aplicación cada 15 días por dos meses, y luego una cada mes por tres meses, con el objetivo de seguir la evolución del paciente. Estas aplicaciones periódicas van con el fin de siempre brindar una dosis de O_3 ante la irremediable condición de degeneración del disco intervertebral, el cual obedece a la regla de vida: o se detiene el proceso a su máximo nivel o continúa el deterioro, y la única forma que he podido evaluar a estos cientos de pacientes es a través de esta manera, logrando alejarlos de una cirugía de fusión innecesaria.

Siempre se debe comenzar con dosis bajas, de 10 mcg/ml, y un volumen de 60 cc (10 por cada punto de inyección, los cuales son tres a cada lado de la línea media). Si el segmento afectado va desde L4 a S1, lo cual es la generalidad de los casos, a la tercera sesión se aumentará progresivamente hasta 15 mcg/ml y se mantendrá allí durante toda la jornada.

Eventualmente, en las sesiones mensuales se recomienda el uso de procaína 1 cc por punto de aplicación de O_3, pues recibir esa carga de O3 resulta algo incómodo y doloroso en algunos pacientes después de algún tiempo.

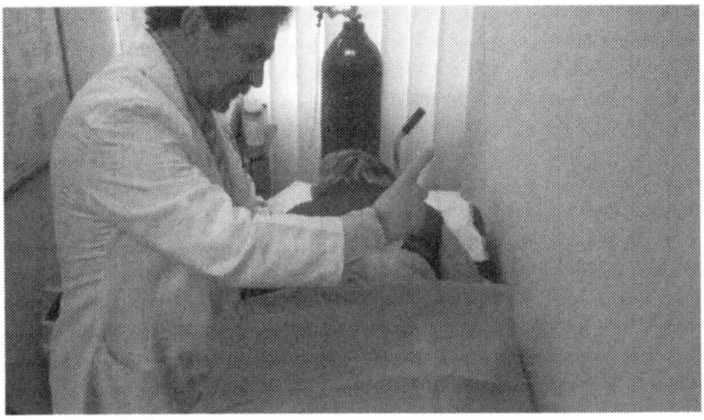

La utilidad práctica del O_3 en el síndrome de espalda fallida

Esta patología, nada deseable por cierto, la conceptualizamos como un estado que por obligación requiere de cirugías previas de la columna vertebral, y que desafortunada e independientemente del procedimiento aplicado, no le dan al paciente el alivio o la solución de su problema previo a la cirugía. Esto lo podemos explicar en base a un diagnóstico generalmente no concordante con el procedimiento a realizar.

Puede que el procedimiento quirúrgico, llámese fusión, descompresión, etc., haya sido un éxito técnico quirúrgico, y una ejemplar imagenología apoye al mismo, pero desafortunadamente ese paciente no requería de tan magnífica obra. Resultado: un severo problema a partir de ese momento.

También puede ser explicada por errores durante la práctica quirúrgica como accidentes quirúrgicos, aunque este paciente haya sido correctamente diagnosticado y seleccionado, fue objeto de esta circunstancia y, en consecuencia, se iniciará en esta difícil ruta.

Autores definen esta situación como sigue: SEF se describe como "dolor de espalda baja de origen desconocido que persiste en el mismo sitio del dolor original a pesar de las intervenciones quirúrgicas, o aparece después del procedimiento". A pesar de la expresión "origen desconocido", se cree que las causas de la SEF incluyen infección de disco, fibrosis epidural y aracnoiditis local, e incluso inestabilidad de facetas articulares debido a la reducción del espacio intervertebral y, en consecuencia, se altera el ángulo vertebral de ese o esos segmentos vertebrales intervenidos.

Un cuadro de síndrome miofascial generalmente acompaña a este cuadro clínico con *trigger points* o puntos gatillos de dolor intenso e incapacitante, relacionado con cuadros severos de fibrosis adherencial subcutánea, infección discal o aracnoiditis asociada postquirúrgica. Muchos de estos casos han sido intervenidos más de dos veces sin resultados alentadores, alejándose cada vez más de una mejoría o éxito.

Estos casos, mientras más sean revisados quirúrgicamente, más se alejan de un buen resultado, y por ello se han analizado otros procedimientos, tales como la lisis de las adherencias epidurales (que puede ser una opción terapéutica pero no hay consenso), también el tratamiento con estimulación de la médula espinal con aparatos electrónicos y la administración de medicamentos intratecales, los cuales producen buenos resultados, pero son procedimientos que implican un alto costo y disponibilidad limitada.

En las últimas dos décadas, la aplicación del ozono ha surgido como una opción terapéutica potencial para pacientes con SEF. Se considera que el ozono es útil para el tratamiento de la LBP debido a sus propiedades analgésicas y antiinflamatorias. Aunque la ozonoterapia no está validada para tratar la SEF, su costo es bajo y es un procedimiento mínimamente invasivo, que abre un nuevo horizonte terapéutico para el tratamiento del SEF, una condición que se sabe que es debilitante y cuyo tratamiento a menudo es frustrante, tanto para los médicos como para los pacientes.

Aplicado localmente, el mecanismo de acción del ozono en el tratamiento de la SEF es poco conocido. Las hipótesis actuales sugieren que su efecto podría ocurrir a través de la adherencia química de la fibrosis cicatricial asociada con el dolor y la deshidratación del contenido de hernia de disco, así como la activación de citoquinas que inhiben los factores proinflamatorios asociados con el dolor crónico. El ozono puede causar vasodilatación local, favoreciendo la neutralización de la acidosis y la inducción de enzimas antioxidantes asociadas con la analgesia , además de estimular la activación del sistema antinociceptivo descendente, bloqueando la transmisión del dolor al tálamo y la corteza. La inyección de ozono intradiscal y paravertebral asociada con un esteroide y anestésicos locales a nivel foraminal, han presentado resultados significativos.

Aplicado de esta otra manera, según reporte de estudio realizado por pacientes que procedían del Centro del Dolor del Departamento de Neurología de la Facultad de Medicina de la Universidad de São Paulo, fueron tratados con epiduroscopia por adherenciolisis con 30 y 20 ml de una mezcla ozono-oxígeno a la concentración de 30 mcg/ml, y los resultados obtenidos fueron los siguientes:

Todos los pacientes evaluados en dicho estudio tenían un alto grado de discapacidad debido al SEF. Durante la evaluación 21 días después de la epiduroscopia, se observó una disminución significativa de la intensidad del dolor en las escalas VAS, en el 19,34 % y el 16,28 % de los pacientes, respectivamente. La reducción de la intensidad fue consistente con la reducción del paroxismo y la duración del dolor que se encuentra en la escala NPSI. Sin embargo, este resultado no se vio en la evaluación funcional utilizando las escalas ODI y Roland-Morris, que presentaron una disminución no significativa en las puntuaciones que evaluaban las actividades diarias, como el cuidado personal, el sueño, la función social y sexual, y la movilidad.

En nuestra práctica, estos pacientes han sido objeto de aplicaciones paravertebrales de O_3 en la región intervenida quirúrgicamente, con dosis de 15 mcg/ml y 60 cc de O_3, a razón de 10 cc por cada punto de inyección, en sesiones ambulatorias semanales por 8 semanas más una sesión de AHTmenor de 10 cc de sangre ozonizada a 20 mcg/ml cada 15 días por tres meses, asociada a aplicación de Complejo B, 2 cc IM cada 5 días por 5 sesiones.

Estos pacientes han referido una mejoría del 75 % de sus limitaciones, obtenida esta información por el Test de Oswestry y la VAS al inicio de su tratamiento y a la semana 8 de las aplicaciones. No he asociado esteroides a estos pacientes y he reducido la toma de analgésicos al máximo. Al terminar este protocolo, sigo con una aplicación cada 15 días por tres meses a la misma concentración inicial, y se indica fisiatría y rehabilitación con escuela de espalda, recomendando después de tres meses un control periódico trimestral de estos pacientes por un año.

Ha habido casos en los cuales la aplicación de ozono intradiscal y foraminal se ha practicado de primera instancia ante la severidad del dolor local, y se ha asociado en esta práctica la aplicación de depomedrol 40 mg 1 cc a nivel foraminal con muy buen resultado, pero el paciente será motivo de las aplicaciones ambulatorias ya descritas.

Este síndrome es una verdadera calamidad, pero con esta práctica integral de ozonoterapia hemos registrado un 75 % de mejoras. Podemos concluir que el dolor relacionado con la SEF es una condición debilitante difícil de tratar. La ozonoterapia ha surgido como una opción terapéutica en el manejo del dolor y la discapacidad en estos pacientes.

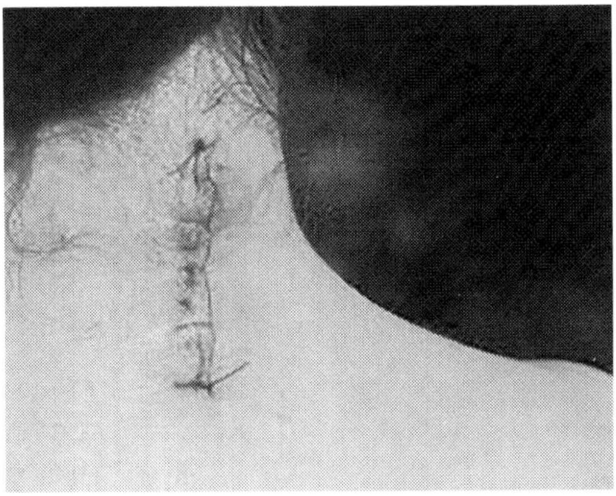

Caso típico de infección y falla de procedimiento quirúrgico en 3 o más oportunidades, conduciendo al criterio de síndrome de espalda fallida

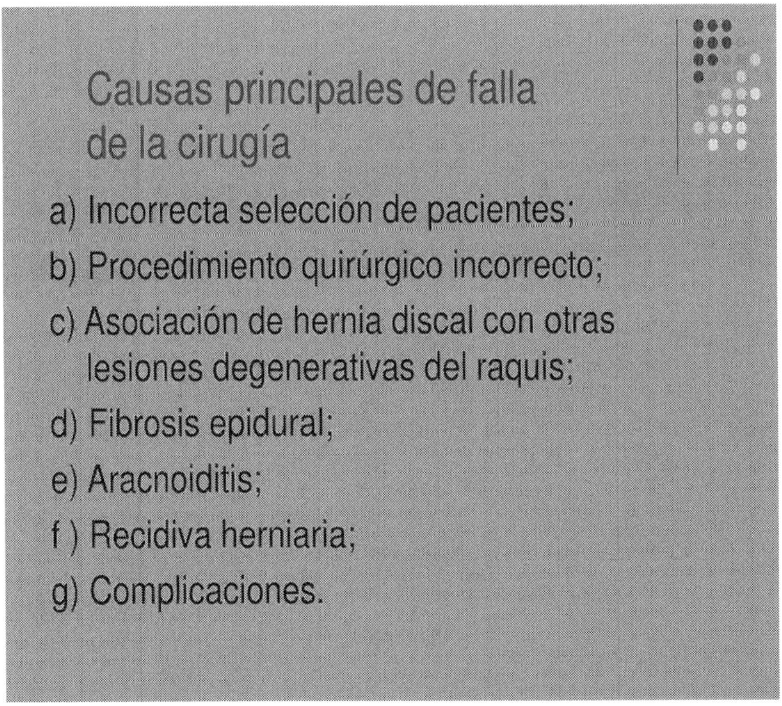

Capítulo XII

Patologías diversas tratadas con ozonoterapia integral. Parkinson, secuelas de ACV, COVID19, y diabetes tipo II.

Como bien podemos notar, estas diversas patologías pudiesen tener un denominador común basado fundamentalmente en un severo déficit del sistema inmunológico, asociado a basamentos genéticos importantes bien conocidos en estas entidades nosológicas.

Parkinson:

La Enfermedad de Parkinson es un trastorno neurodegenerativo crónico producido por la destrucción de las neuronas dopaminérgicas que se encuentran en una región del cerebro llamada ganglios basales. Estos circuitos neuronales en concreto, intervienen en el control de los movimientos dentro del sistema nervioso central, y al haber una destrucción neuronal, la concentración del neurotransmisor dopamina disminuye, provocando una sintomatología principalmente motora (relacionada con el movimiento). Suele afectar a personas mayores de 60 años. Los síntomas empeoran a medida que la enfermedad avanza, y finalmente, la capacidad de desenvolverse en las situaciones cotidianas se ve muy deteriorada. Fue descrita por primera vez por el neurólogo James Parkinson en el año 1817. La causa exacta de esta pérdida es desconocida, pero se cree que es consecuencia de una combinación de factores genéticos, ambientales y de envejecimiento, como la mayoría de las enfermedades crónicas.

Según la Organización Mundial de la Salud (OMS), la Enfermedad de Parkinson afecta a 1 de cada 100 personas mayores de 60 años. Actualmente, hay unos 7 millones de personas con esta enfermedad en el mundo y la OMS prevé que para el 2030 llegarán a ser más de 12 millones.

Lo cierto de esta afección es que el deterioro neuronal es definitivamente la causa de la aparición de la misma, y que la neurona es dependiente al 100 % del oxígeno y glucosa para su adecuado mantenimiento y función, el cerebro en sí es rico en sustratos oxidables, tales como lípidos y catecolaminas. Estas afecciones cerebrales están relacionadas con las especies reactivas del oxígeno como un proceso secundario, con formación de radicales libres que contribuirán a que el daño primario sea potenciado por estos.

Las principales hipótesis y estudios *post mortem* han revelado que en las neuronas de estos pacientes, en el interior de estas células, hay un severo daño mitocondrial por los radicales libres en exceso, y también elementos enzimáticos como la glutatión peroxidasa se encuentra disminuida con una subutilización del glutatión de la substancia gris del cerebro. Esta presencia de glutamato iniciará un incremento del estrés oxidativo, explicando, de esta manera, la presencia de radicales libres destructores de la mitocondria neuronal.

El ozono en estas afecciones incrementará la presencia de los sistemas antioxidantes y modulará este metabolismo celular a favor de la neurona, siempre y cuando haya todavía la posibilidad de rescate celular neuronal, para evitar la continuidad del daño a la neurona.

Para estos pacientes, la recomendación es la insuflación rectal, por las características particulares de estos debido a la inconveniencia de su temblor persistente para poder cateterizar una buena vía y la frecuencia de los tratamientos o sesiones. Por ello se recomienda esta manera de aplicación, sin que esté descartada del todo alguna otra.

Antes de las sesiones, se deben valorar las características de la enfermedad en cada paciente, y apreciar si es párkinson definido, párkinson vascular o párkinson demencial.

En todos estos casos hay tendencia a una actitud de rigidez acinética con trastornos de la expresión del habla y temblor distal de miembro superior, generalmente bilateral; en otros casos, hay daño vascular asociado y, en otros, se suma la demencia franca senil. La finalidad del tratamiento es controlar y aliviar los síntomas, asegurando la calidad de vida del paciente durante el mayor tiempo posible.

El esquema a recomendar es la insuflación rectal cada tres días las primeras dos semanas a concentración creciente, empezando con 20 mcg/ml y 200 cc de ozono, para continuar luego cada dos semanas a concentraciones crecientes, y el mismo volumen hasta llegar a 40-50 mcg/ml hasta tres meses. Luego, observar y comparar temblor, rigidez, bradicinesia, confusión mental e inmovilidad. Medir estos parámetros, dar un descanso de una semana y repetir este esquema cada tres meses. Generalmente, se asocia apoyo multivitamínico IV cada semana con dosis de 5000 mg de vitamina C, glutatión y vitamina B12 en 500 cc de solución salina fisiológica.

Secuelas de ACV

Por lo general, esta consecuencia extremadamente incapacitante lleva a una situación de difícil manejo de un paciente que haya superado la fase primaria de esta afección. Quiero decir que, el manejo ambulatorio de este tipo de paciente requiere de mucho apoyo familiar y de rehabilitador fisiátrico permanente.

El accidente cerebrovascular es la tercera causa de muerte en los Estados Unidos de América y en gran parte del mundo occidental, y es la causa principal de invalidez en adultos. Hay dos tipos de accidente cerebrovascular: isquémico y hemorrágico. La mayor parte de los accidentes cerebrovasculares son isquémicos. Estos ocurren debido a la formación gradual de placas de arteriosclerosis o depósitos grasos en el interior de las arterias que nutren el cerebro o cuando un coágulo de sangre bloquea una arteria cerebral.

Los accidentes cerebrovasculares hemorrágicos son, asimismo, de dos tipos: aquellos en los cuales el sangrado ocurre dentro del cerebro (hemorragia intracerebral), y aquellos en los cuales el sangrado ocupa las finas envolturas cerebrales (hemorragia subaracnoidea). Alrededor de un 13 % de todos los ACV son hemorrágicos. Las secuelas son ya muy bien conocidas, de manera que pasaremos a la recomendación de la práctica de la ozonoterapia en estos casos.

La función de la ozonoterapia será principalmente la oxigenación cerebral vía eritrocitos superdotados a través de la AHTMy de ser posible en estos pacientes y sus condiciones vasculares periféricas para la venoclisis correspondiente. De no ser posible, pues será la vía insuflación rectal la indicada. Todos los demás efectos de estimulación de las enzimas encargadas de la inmunomodulación también serán asociados a la reducción del estrés oxidativo severo de estos pacientes.

Estos ciclos de AHTMy deben ser semanales por 6 semanas a concentraciones de 20-30 mcgs/ml y 120 ml de sangre. Luego continuar con una cada 15 días por 3 meses asociado a complejo B, IM 2.5 cc cada cuatro días por un mes.

COVID-19

Altas dosis orales de colecalciferol o vitamina D3 (10.000 UI durante 14 días) a pacientes con neumonía por COVID-19, y con deficiencia de este elemento, podría reducir la inflamación que origina la enfermedad y restaurar el sistema inmunológico. Al comenzar el tratamiento con O_3, se inicia una cascada endógena multifacética y libera sustratos biológicamente activos en respuesta al estrés transitorio, moderado y oxidativo que induce el O_3. El O_3 puede causar este estrés oxidativo leve debido a su capacidad para disolverse en el componente acuoso del plasma.

Al reaccionar el O_3 con ácidos grasos poliinsaturados (PUFA) y agua, se crea peróxido de hidrógeno (H2O2), una especie reactiva de oxígeno (ROS). Simultáneamente, el O_3 forma una mezcla de productos de ozonación lipídica (LOP). Las LOP creadas después de la exposición al O_3 incluyen radicales lipoperóxidos, hidroperóxidos, malondialdehído, isoprostanos, ozónidos y alkenals, y 4-hidroxinonenal (4-HNE). Los antioxidantes creados incluyen a la superóxido dismutasa (SOD), glutatión peroxidasa (GPx), glutatión S-transferasa (GST), catalasa (CAT), oxigenasa hemo-1 (HO-1), NADPH quinona-oxidoreductasa (NQO-1), proteínas de choque térmico (HSP) y enzimas de fase II del metabolismo farmacológico. Muchas de estas enzimas actúan como carroñeros de radicales libres, clínicamente relevantes para una amplia variedad de enfermedades, entre ellas, el COVID-19. En su efecto farmacológico, el O_3 médico sigue el principio de hormesis: las bajas concentraciones (o dosis) muestran una alta eficacia, que disminuye con el aumento de la concentración, o sea, en estos casos hay que manejar concentraciones adecuadas, aunque Bocci demostró que las altas concentraciones mostraban un efecto bactericida, virostático y fungicida.

Se ha demostrado que la ozonoterapia tiene efectos multifacéticos al interactuar con los ácidos grasos insaturados o PUFA. Como se indicó anteriormente, el O_3 reacciona con los PUFA y otros antioxidantes, se forman H_2O_2 y varios compuestos de peroxidación. El H_2O_2 se difunde fácilmente en las células inmunes, y se ha demostrado que actúa como un paso reglamentario en la transducción de la señal, facilitando un gran número de respuestas inmunes.

Bocci y sus colegas han investigado a fondo la capacidad de O_3 para inducir citoquinas a partir de sangre, a través de autohemoterapia con ozono o por vía rectal. Uno de sus primeros trabajos mostró que los altos niveles de IFN-γ y TNF-α podían ser inducidos desde los leucocitos humanos por ozonación a concentraciones bastante bajas (30-54 μg/ml). Un estudio separado mostró que la exposición de sangre entera al O3 (54 μg/ml) indujo la abundante liberación de IL-1β, TNF-α, GM-CSF e IFN-β, así como DEN-γ, IL-2 e IL-6 en cantidades más pequeñas. La capacidad del O_3 para inducir la producción de citoquinas es significativa; en particular, la inducción de TNF-α, IFN-γ, IL-2 e IL-8 explican, al menos parcialmente, la mejora de la función inmune que se ha expresado tras la administración del ozono.

Las acciones *in vivo* de estas citoquinas están bien establecidas. El factor TNF-α, por definición aboga por efectos citotóxicos tumorales directos. La γ IFN es la citoquina clave que intercede por la actividad antiviral del sistema inmunitario, principalmente mediante la mejora de la actividad de las células asesinas naturales (NK), que pueden reconocer y lisiar las células tumorales independientemente de la restricción importante del complejo de histocompatibilidad (MHC). Il-2 es el principal factor proliferante para los linfocitos T y también activa las células NK.

La capacidad del ozono para inactivar proteínas dependientes de la cisteína fue reportada como un ataque ozónido a la papaína dependiente de la cisteína, se cree que inactiva la enzima oxidando el grupo activo sulfidrilo a sulfonato o ácido sulfónico. Además, la proteína del coronavirus también es rica en triptófano susceptible a la oxidación desencadenada por la presencia del ozono.

El estrés oxidativo y la tormenta de citoquinas se pueden corregir mediante el uso de ozonoterapia en dosis altas. (50 mcg/ml). El ozono es capaz de inducir la liberación y modulación de interferones y citoquinas relacionadas.

Los posibles mecanismos por los cuales el O_3 puede ejercer sus acciones antivirales son la corrección del estrés oxidativo, inhibición de la tormenta de citoquinas en el pulmón y aumento de la administración de oxígeno a través de modulación vascular y hematológica. El ozono es capaz de inducir la liberación y modulación de interferones y citoquinas relacionadas. Además, estimula los sistemas de defensa antioxidantes, contrarrestando el estado de hiperinflamación, tormenta de citoquinas y estrés oxidativo, sufrido por pacientes con COVID-19.

La administración de la ozonoterapia, cualquiera sea su vía de aplicación, ha demostrado una base fundamental tanto para el tratamiento de pacientes con COVID19 como para ayudar a su prevención o fortalecer al sistema inmunológico, a fin de contrarrestar los síntomas de esta enfermedad convertida en pandemia.

En pacientes sanos, el esquema de prevención o preparación ante esta eventualidad es la vía de la AHTMy a razón de 6 sesiones por semana 120 ml, a una concentración creciente desde 20 mcg/ml hasta sostener a 30 mcg/ml, y luego continuar 4 sesiones más cada 15 días por dos semanas. Por último, una sesión mensual por tres meses. Este protocolo demostró una eficacia en un grupo de personas sanas que, a pesar de haber estado en contacto con personas enfermas no desarrollaron enfermedad, en comparación con otro grupo de 35 personas que, en iguales condiciones, pero sin haber recibido ozonoterapia, enfermaron el 95 % de ellos.

En pacientes enfermos se puede recomendar la AHTMy, de ser posible cada dos días a concentraciones de 50 mcg/ml hasta que los parámetros clínicos mejoren, y de no ser posible esta vía, se recomienda la insuflación rectal dos veces al día 200 cc de ozono a concentraciones de 40/50 mcg/ml. Al mejorar los parámetros, pasar a aplicaciones diarias a la misma concentración. El ozono no ocasionará NUNCA daño al paciente ni alterará ningún parámetro en contra de la solución de su problema, al contrario, siempre estará dispuesto a seguir reforzando los sistemas de antioxidación aliviando el estrés oxidativo creado por la invasión viral.

El axioma: "Empezar bajo, ir lento" resulta ser ideal en estas condiciones donde el ozono se comporta como un factor de estrés aceptable. De hecho, la terapia con O_3 induce una serie de pequeños trastornos oxidativos graduados que actúan sobre todos los órganos y son capaces de reactivar el potente sistema de defensa, que contrarresta el estrés oxidativo crónico perjudicial inducido por la enfermedad viral. Trabajos más recientes concluyen lo siguiente: El uso adyuvante de ozonoterapia en COVID-19 a través de la autohemoterapia podría oxigenar mejor los tejidos, disminuir la inflamación pulmonar y regular la respuesta inmune, evitando la "tormenta de citoquinas", disminuir el crecimiento viral, regular la microcirculación pulmonar y evitar o aminorar la hipertrofia vascular y la consiguiente hiperemia, especialmente en las etapas iniciales, contrastando el daño endotelial, en analogía con lo que sucede en las patologías arteriales periféricas.

Si la perfusión de hemo no es administrable, podría entonces administrarse mediante la insuflación rectal, recordando siempre que: **La acción inmunológica del ozono se dirige fundamentalmente a los monocitos y linfocitos T, que, una vez inducidos, liberan pequeñas cantidades de citoquinas, tales como: factor de necrosis tumoral interferón-gamma (IFN-y) (TNF) e interleucina-2 (IL-2), básicas armas para la defensa ante elementos virales, bacterianos y fúngicos.**

Osteomielitis crónica

La osteomielitis es una afección severa e indeseable, como pudimos describir en capítulos anteriores a manera de referencia. Se trata de una severa complicación muy incapacitante que tiene diferentes etapas. Generalmente, está involucrada una cirugía o un traumatismo importante de la estructura ósea afectada, pero hay evidencias médicas de su invasión o difusión sanguínea por infecciones sistémicas.

Lo serio de esto es cuando los leucocitos entran en la zona infectada, y en su intento de eliminar los organismos infecciosos, liberan enzimas que corroen el hueso. El pus se extiende por los vasos sanguíneos del hueso, ocluyéndolos y formando abscesos, lo cual priva al hueso del flujo sanguíneo, y se forman en la zona de la infección áreas de hueso infectado desvitalizado, conocido como *secuestro óseo.* Acá hay severas cavernas óseas comunicantes llenas de pus, que saldrá al exterior de manera constante ante la defensa orgánica. Se fistulizará la zona con toda seguridad con tramos trabeculares difusos y complicados. Se ha intentado resolver esta afección con múltiples tratamientos, tales como la limpieza quirúrgica, la siembra de perlas de gentamicina, antibiótico, terapia por largos periodos de tiempo.

El *Staphylococcus aureus* es el organismo que más responsabilidad tiene en estos casos, aunque hay afecciones más complejas debido a gérmenes intrahospitalarios. Los tratamientos son muy diversos, pues estos gérmenes con frecuencia desarrollan resistencia a los antibióticos seleccionados, pero alternativas como la ozonoterapia surgen para el combate directo de esta difícil situación que afecta tanto funcional como emocionalmente a quien la padece.

Nuestra práctica ha sido, en primera instancia, el cultivo y antibiograma reciente de la secreción, a fin de determinar a quién nos enfrentamos bacteriológicamente. Una vez logrado esto, se decide practicar una fistulografía con contraste, con el objetivo de evaluar imagenologicamente la complejidad del problema. El paciente será tratado en la consulta en un área diferente a la práctica convencional de ozono, para evitar y prevenir contaminación de ambientes.

Se recomienda el uso de un catéter resistente al ozono PVC capaz de ingresar según el diámetro del orificio fistuloso a la zona de secuestro o invasión bacteriana lo más profundo que se pueda. Una vez logrado esto, se puede lavar la zona con SSF mezclada con H_2O_2 a partes iguales (60 cc), y después de dos intentos de lavatorio y previo secado de la zona de ingreso, se pasa una cantidad variable de acuerdo a la lesión osteomielítica, pero generalmente 40/60 cc de ozono a 50mcg/ml. A continuación, se inyecta periféricamente y subcutáneamente 5 a 10 cc de ozono a 40 mcg/ml, y se le advertirá al paciente que podrá ser doloroso al momento de la inyección, o se puede intentar con procaína previa si la sensibilidad (tolerancia al dolor) del paciente es muy baja.

Estos procedimientos se practicarán la primera semana dos veces por semana, y a continuación semanalmente hasta tanto se aprecie la mejoría clínica del paciente, la cual suele presentarse a la quinta o sexta semana de las aplicaciones. Estos procedimientos pueden ser apoyados por la AHTMy o menor semanalmente por un periodo de 6 semanas.

Otro procedimiento sugerido por el Dr. Bocci en su texto, lo presenta así: Insuflación directa por catéter de polietileno de 20 ml de O3 a 70 mcg/ml a través de la fístula cada 5 minutos por una hora, dos veces al día, por 6 a 9 días, seguido de la aplicación de aceite ozonizado instilado durante las noches. Se asoció tratamiento de soporte con antipiréticos y antiinflamatorios y mantuvo la aplicación de aceite ozonizado, apreciando que a la semana la producción purulenta había disminuido en casi el 90 % de su diaria producción, apoyándose con la AHTMy tres veces por semana, durante un mes al menos.

Es un esquema exigente y demandante, pero lo describe como muy funcional. Todo depende de las condiciones de cada tratante. Las infecciones postquirúrgicas también han sido objeto de estos tratamientos de aplicación directa de ozono a altas concentraciones de 30/40 mcg/ml localmente previo lavado con SSF ozonizada, siendo estas aplicaciones realizadas dos veces por semana hasta apreciar la resolución del problema.

A continuación, un ejemplo de una infección postoperatoria de reparación percutánea del tendón de Aquiles que se complicó bacteriológicamente y fue tratada con este protocolo después de una fallida intención de tratamiento bactericida.

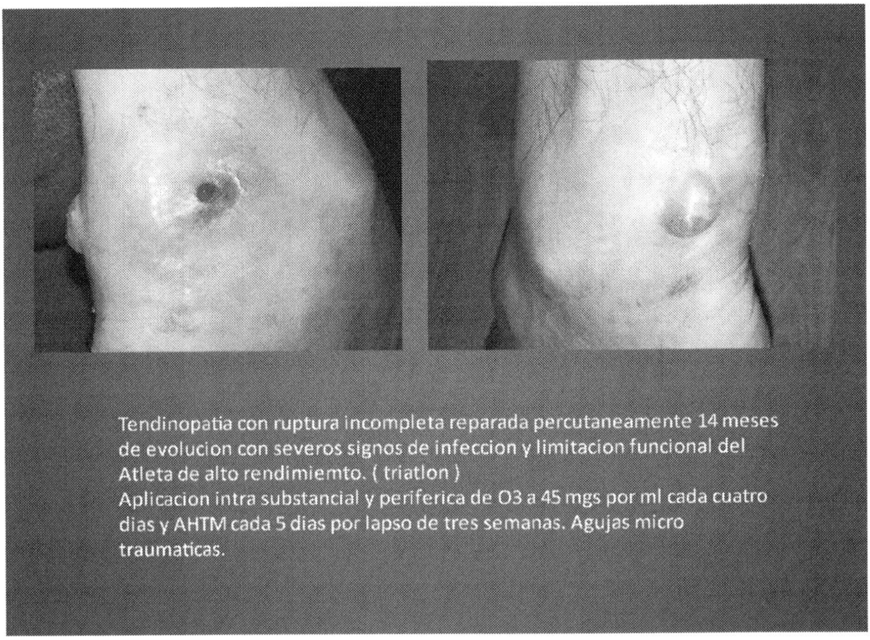

Tendinopatía crónica de un atleta, con ruptura del tendón de Aquiles reparada percutáneamente con 14 meses de evolución postoperatoria y con severos signos de infección local que derivan en una limitación funcional severa del pie impidiendo su actividad deportiva (triatlón). Se trató con ozono inyectado intra substancial y periférica a razón de 45 mcg/ml (concentración alta para el efecto bactericida) cada 5 días previo cultivo y antibiograma (estafilococo epidermidis) por un total de 3 semanas controlando el proceso por 6 semanas hasta lograr la mejoría absoluta.

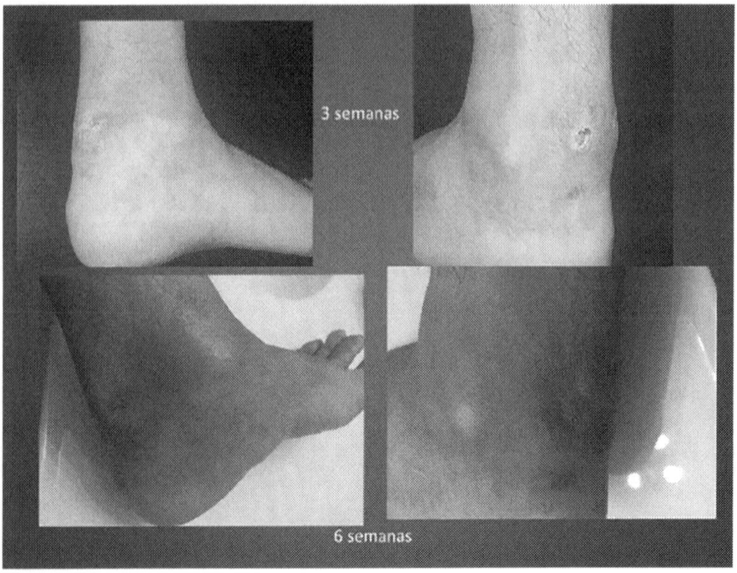

Diabetes tipo II

Como la hiperglicemia y a través de qué mecanismos o formas induce al daño celular y vascular.

1. Toda hiperglicemia intracelular es el evento inicial de la formación de AGEs (Aumento de las substancias finales de la glicación avanzada) a nivel intra y extracelular. La glicosilación no enzimática ocurre cuando un amino grupo alfa de la cadena beta de la hemoglobina reacciona con un azúcar reducido, tal como la glucosa. La glicosilación es una reacción producida entre azúcares reductores, como la glucosa y ribosa, con el grupo de aminoácidos de una proteína. Esto produce que las moléculas de glucosa se unan al colágeno, proteína que forma parte de la estructura que envuelve y protege los músculos y órganos vitales, lo que se traduce en endurecimiento y pérdida de propiedades reparadoras.

Por ejemplo, si una persona, además de consumir una cantidad considerable de azúcar, lleva una mala alimentación, producirá que las moléculas de la glucosa que ha ingerido no encuentren su papel y empiecen a buscar a qué unirse, momento en el que se produce la glicación. Así, las moléculas de glucosa se pueden adherir a proteínas que transportan colesterol a la capa protectora de los nervios, a la hemoglobina y a las proteínas que hay en el cristalino de los ojos. De acá el término de Hb glicosilada. Estos componentes AGEs son capaces de estimular la síntesis de citoquinas proinflamatorias, las cuales conducen al daño celular.

2. La hiperglicemia conduce a una activación de la aldosa reductasa, conduciendo a una conversión de la glucosa a sorbitol, causando esto una importante disminución de NADPH, esencial para reducir el glutatión oxidado a glutatión reducido (GSH).

3. La hiperglicemia intracelular incrementa la cantidad de diacilglicerol en las células vasculares de los diabéticos.

4. El exceso de glucosa intracelular es desviado a la ruta de la hexosamina, conduciendo a la producción incrementada de TGFbeta1 y plasminógeno activador inhibidor 1.

Estos 4 factores revisados por Brownlee en 2001-2003 mostraron una inducción a la presencia y producción del anión superóxido (O_2-) en la cadena de transportes de electrones, esto conduce a que el Dr. Baynes, investigador de estos procesos desde 1991, indique que la alteración en los pacientes diabéticos con estos 4 factores puede estar afectados por un aumento del estrés oxidativo. En conclusión, hay una clara interacción entre la hiperglicemia y la incrementada producción de ROS, (superóxido, peróxido de hidrógeno y radicales hidroxilos), acompañados de una depleción de enzimas y componentes antioxidantes.

¿Cómo actúa el ozono en los casos de diabetes mellitus tipo II aplicando la AHTMy? El H_2O_2 es una especie reactiva de oxígeno producida durante la autooxidación de glucosa. La capacidad del ozono para restaurar las concentraciones de peróxidos orgánicos a niveles normales era diferente a la de los antibióticos, y es de importancia por sus efectos "antidiabéticos". Se ha demostrado que el H_2O_2 derivado de la hiperglucemia promueve la muerte celular mediante necrosis de las células musculares lisas aórticas humanas, y este efecto se revirtió sólo cuando la catalasa se añadió al medio de cultivo. El H_2O_2 es capaz de activar el factor de transcripción factor nuclear κB (NF-κB), que promueve la generación de moléculas de adhesión celular, citoquinas y factor de tejido procoagulante, mediadores de las complicaciones vasculares presentes en pacientes diabéticos. La participación del estrés oxidativo en la activación de NF-κB quedó bien demostrada cuando este factor fue inhibido por antioxidantes como la vitamina E y el ácido α-lipoico.

Así, hemos encontrado que el tratamiento del ozono, mediante su efecto oxidativo de preacondicionamiento, normaliza los niveles de glucosa y, en consecuencia, restaura las concentraciones orgánicas de peróxidos. También contribuye al control de las complicaciones vasculares del pie diabético neuroinfeccioso, por los mecanismos ya mencionados y sus probables acciones en el factor de transcripción NF-κB.

Superóxido dismutasa es un carroñero de $O_2\cdot-$ (anión superóxido), transformándolo en H_2O_2, y está bien regulado por el tratamiento de ozono. La sobreproducción de $O_2\cdot-$ ha sido propuesta recientemente como un factor importante que unifica las cuatro hipótesis sobre los mecanismos fisiológicos responsables de complicaciones diabéticas. La sobreproducción de $O_2\cdot-$ por la cadena de electrón transporte mitocondrial debe reducirse mediante el tratamiento del ozono, disminuyendo la concentración de productos finales de glicación avanzada, la activación de PKC (proteína quinasa C), el aumento del flujo de la vía hexosamina y la activación de la vía del poliol (la vía de los polioles es un proceso de dos pasos que convierte la glucosa en fructosa).

La regulación de la aldorreductasa lograda con el tratamiento del ozono puede ser el resultado de una disminución en las concentraciones de glucosa, como se observa en los estudios preclínicos de Al-Dalain *et al.*, 2001, debido a la no acumulación de metabolitos glicólicos y la desaparición de la inhibición de la GAPDH (gliceraldehído 3 fosfato deshidrogenasa) por el superóxido. La sobreproducción de hiperglucemia inducida por el O_2·mitocondrial, induce a una disminución del 66 % en la actividad de GAPDH. El aumento de la actividad de la superóxido dismutasa obtenida con el tratamiento del ozono podría ser el resultado de una estimulación de la expresión génica del gen que codifica esta enzima. El efecto del ozono en la síntesis novo de proteínas se ha demostrado experimentalmente.

En conclusión, **la autohemoterapia mayor** en pacientes diabéticos ha demostrado ayudar en este cuadro de la siguiente manera:

Mejorando en entidades isquémicas la circulación de la sangre (incrementando la xantina oxidasa y su relación con el anión superóxido, así como reaccionando con el óxido nítrico, encargados de la relajación vascular endotelial). De esta manera, se puede concluir que la ozonoterapia vía sanguínea o por insuflación rectal es una manera de apoyar al tratamiento de la diabetes tipo II cuando:

1. Corrige el estrés oxidativo regulando el sistema de antioxidantes
2. Induce sin efectos colaterales a un estado de euforia y bienestar
3. Mejora la secreción de Insulina y su efectividad
4. En fase de experimentación e investigación se demostró un notable e importante incremento de GSH (glutatión reducida, superóxido dismutasa y catalasa).
5. Siempre tener en cuenta los niveles de Hb Glicosilada.

Por ello se recomienda la aplicación de AHTMy en pacientes diabéticos tipo II al menos semanalmente a concentraciones medias, por ser este un problema crónico de base inmunológica cuando fallan las células pancreáticas en la producción de una eficiente insulina tanto en cantidad como en calidad. La recomendación particular y que me ha dado muy buenos resultados es como sigue:

120 ml a 25/30 mcg/ml semanalmente por 8 semanas hasta apreciar modificación positiva de la Hb glicosilada, continuar cada 15 días por 4 a 6 meses. Cuando estos pacientes presentan dificultad para la venoclisis correspondiente, entonces se ofrece la aplicación de la insuflación rectal, la cual debe practicarse tres veces por semana a iguales concentraciones por 4 semanas, para luego continuar con dos por semana hasta apreciar los valores de la HbG. Siempre se deben mantener los tratamientos médicos asociados con la alimentación adecuada y los ejercicios físicos tolerables por el paciente y de acuerdo a sus capacidades hasta lograr, de ser posible, que esas cifras de glicemia se lleguen a normalizar o al menos que se aprecie un importante valor de disminución de cifras de glicemias, que se mantengan al menos por 4 meses y una HbG igualmente disminuida en su alterado valor. Recordemos que la HbG en una pésima conductora de oxígeno y, por ende, potencia la hipoxia local.

Acá también se destaca la aplicación del ozono en el pie diabético. Sabemos de esta severa complicación derivada de la patología de la microvascularización de las estructuras nerviosas terminales afectadas, principalmente, a nivel de los pies de estos pacientes y sus consecuencias al perder la sensibilidad terminal. Por accidente inician una pequeña úlcera plantar que se va exacerbando con un deterioro severo y van creciendo con bordes bien definidos y de profundidad necrótica importante, la cual llega a exponer elementos óseos del pie. Es una verdadera tragedia que conlleva, generalmente, a severas e incapacitantes amputaciones, que pueden terminar con la asociación de esa lesión microvascular hasta amputaciones supracondíleas mutilantes que postran al paciente y lo conducen irremediablemente a una muerte segura en promedio de 3 a 5 años.

Según los autores y dedicados a la materia, la explicación del trabajo del ozono se resume de la siguiente manera, al identificar la situación y características clínicas del paciente según los diferentes estadios clínicos del mismo, pero es notorio que el ozono en la diabetes aumenta la permeabilidad de la membrana celular a la glucosa, disminuyendo los niveles de esta y mejorando la entrada de oxígeno a los tejidos en general.

Según Bocci, hay IV estadios de esta afección que deben ser tomados en cuenta:

Estadios

1. Sensación de frío y hormigueo en el pie y dedos con una palidez notable que, con frecuencia, se hacen cianóticos.
2. Parestesias e hipoestesias localizadas en específicas regiones del pie, como en los dedos, que luego se extienden a casi todo el pie. Alteración de reflejos locales. Acá se detectan trastornos neurológicos incipientes, como la dispersión de la hipoestesia y claudicación intermitente con dolor que cesa al descansar o reposar.
3. Dolor importante al descanso con incremento de dolor durante la noche en el reposo. La cianosis se hace más evidente en los dedos del pie, con lesiones tróficas de tejidos blandos y tendencia a la úlcera plantar o úlcera de Frank, que preavisa amputaciones del 15 % de los casos, a futuro corto.
4. Necrosis parcial o total de los dedos, con dolor insoportable a todo momento del día y de la noche.

La meta de estas terapias será:

- Prevenir la isquemia crónica y su avance
- Reducir el dolor derivado por la hipoxia
- Mejorar el trofismo de los tejidos al inducir a la cicatrización
- Reducir al máximo la frecuencia o rata de amputaciones

Por supuesto, siempre habrá que intentar todas las alternativas indicadas para resolver estos puntos descritos. Hay autores que han practicado arterialización venosa, o sea, puentes arteriovenosos, a fin de mejorar estas fallas descritas, pero han sido complicadas y con un éxito poco relevante en los miembros inferiores. Por otra parte, hay informes de la inyección directa de ozono por arterias distales en los miembros inferiores, lo cual suena comprensible, pues acá no habrá peligro de embolismo gaseoso debido a que el ozono irá directamente a la región afectada hasta concluir en la red arteriovenosa donde ya debe de haberse practicado el trabajo del ozono sin riesgos descritos. Igualmente, están todas esas otras alternativas van de la mano con el uso de vasodilatadores, medicación hipoglicemiante, terapias de factores de crecimiento, PRP, entre otras.

Entre estas aplicaciones está la ozonoterapia de diferentes maneras. Dentro de los principios fundamentales de su accionar se encuentran: la inhibición de la síntesis de tromboxanos, mejoramiento de la deformidad del eritrocito al convertirlo en super eritrocitos, inhibición tanto de la producción como de la liberación de las especies reactivas del oxígeno o ROS así como las proteinasa y leucotrienos de los neutrófilos, inducción a la vasodilatación y a la producción de óxido nítrico (ON), e incremento la fibrinolisis por la activación del plasminógeno tisular y la uroquinasa. También se aprecia el incremento del consumo de glucosa vía aeróbica, reduciendo la producción de lactato y ácido láctico. Esta es una manera de apoyar al tratamiento de esta afección, aunque se describen varias formas o protocolos para esta, como veremos a continuación:

La insuflación de bolsa de ozono o *bagging*: consiste en incluir el pie afectado dentro de una bolsa de material resistente al ozono. Previa limpieza de la lesión con agua ozonizada preferiblemente, o con una mezcla de SSF y H_2O_2 a partes iguales. La herida del pie es tratada de manera de lograr la mejor asepsia posible, luego es colocado dentro de una bolsa a circuito cerrado dedicada a estas prácticas, que permitirá, primero, un vaciado del contenido del aire, para luego proceder a la insuflación de la misma a 50-60 mcg/ml hasta lograr su llenado total a discreta distensión. Se mantendrá esta insuflación local y controlada por un lapso de 15 a 20 minutos. Luego se procederá al vacío de la bolsa con la aspiración del ozono que pudiese todavía estar dentro de la bolsa y que no se haya descompuesto a O_2. Una vez observado el progreso de la cicatrización y recuperación de vascularización, estas concentraciones pueden ir bajando hasta mantenerlas en 20 mcg/ml por sesión. Finalizado esto, se procederá a la aplicación local de aceite ozonizado diariamente hasta lograr una granulación adecuada.

Estas prácticas pueden ser acompañadas de AHTMY semanales con O_3 a concentraciones de 30/40 mcg/ml en 120 ml de sangre mínimo, o por insuflaciones rectales tres veces por semana a iguales concentraciones e ir bajando según logros de granulación hasta mantener en 20mcg/ml y 200 ml por volumen a insuflar.

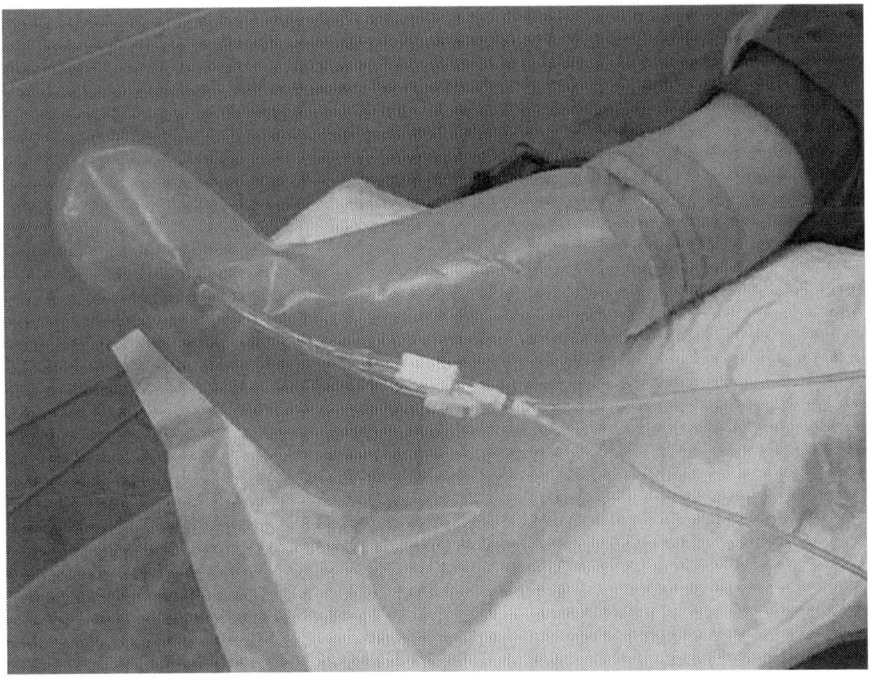

Capítulo XIII

El problema del uso de solución salina ozonizada

Fue en 1994 cuando se pudo demostrar por vez primera que la ozonización de solución salina fisiológica a varias concentraciones de 50,60 y 70 mcg/ml comenzaron a inducir y producir de manera simultánea la formación de peróxido de hidrógeno (H_2O_2) y efectos quimioluminiscentes, indicando la formación de radicales libres (Bocci 1998). Este profesor se dio cuenta de que la infusión de 250 ml producía dolor en el tracto venoso en voluntarios saludables. Esto se explicó porque la solución había irritado el endotelio vascular con el riesgo de una flebitis, que era explicada por la formación de dicho peróxido el cual terminaba en la formación de HOCL (ácido hipocloroso). Aunque el ozono no oxida el Cl, la solución salina podría contener trazos de Fe_2+ (hierro) induciendo a la reacción de Fenton que termina produciendo estos radicales libres como el radical hidroxilo, y Fe_3+. ($H_2O_2 + Fe_2+ =.\ OH + OH- + Fe_3+$)

El ácido hipocloroso constituye un agente inflamatorio del endotelio vascular durante la infusión aun a concentraciones menores de 10 mcg/ml, e inclusive podría activar plaquetas e inducir a microcoagulación. Hay personas que proponen que esta práctica es tan efectiva como una AHTMy. Esta práctica fue de mucho uso en Rusia y en otros países por sus bajos costos o porque no tenían las facilidades para la AHTMy. Igualmente empezaron a usar dosis bajas de 4-5 mg, nunca excediéndose de estos márgenes, pues apreciaban la temática de la coagulación inducida por el uso de dosis mayores. Inclusive determinaron que la administración de 500 ml de SSF a concentraciones mayores, presentaban 8-oxo deoxiguanosina, un típico oxidante que dañaba el ADN de los linfocitos. El uso de concentraciones de 2-3 mcg/ml evitaba esta consecuencia.

Igualmente, estos colegas decidieron no insuflar la SSF (no burbujearla), sino sólo agregarle el O_3 directamente al envase para evitar, aun con estas concentraciones, la producción de HCLO. Hasta la fecha no han aparecido trabajos serios que expliquen lo contrario a lo expuesto por el Profesor Bocci.

En contraste con la SSF, la solución isotónica de glucosa al 5 % no contiene trazos OCL- y ha sido segura de infundir, pero tiene el inconveniente en algunos pacientes. Si son diabéticos, su uso deberá ser considerado. Acá el riesgo de formación de HCLO es casi imposible.

Esto ha sido considerado por muchos practicantes que creen que es de gran utilidad, logrando sólo una remuneración económica más que el bienestar del paciente, tratando de hacerles pensar que están mejor que con la AHTMy. Con motivo de la pandemia, muchos autores han tratado de hacer ver que esta práctica es de mejor utilidad que la AHTMy, lo cual es de dudosa comprobación y no hay estudios a la fecha que demuestren esto.

Capítulo XIV

Datos relevantes en la práctica de la ozonoterapia en general

1. Los generadores de O_3 tipo descarga de corona, el O se caracteriza en su trabajo y produce el O3, cuando el O2 pasa a través de una espacio o brecha entre el alto voltaje eléctrico generado y un piso de electrodos que crean u originan un campo energético llamado. La energía obtenida de esta descarga eléctrica permite el quiebre o descomposición de las moléculas de O_2 en átomos libres, los cuales se unirán a su vez debido al exceso presencial de estos, convirtiéndose en O_3.

Los generadores han cambiado mucho en cuanto a tecnología, y estos generadores que usan esa chispa eléctrica para la descomposición del O_2 generan mucho calor. Los nuevos modelos de generadores todavía usan el sistema de descarga eléctrica tipo chispa, pero usando un voltaje menor por lo que se obtiene un generador que produce una alta concentración de ozono sin producir tanto calor. Otro importante dato es la correcta concentración de ozono para garantizar la efectividad de los tratamientos, acá estamos hablando de dosis. Por ello es importante tener en cuenta los analizadores de ozono en la salida del generador, a fin de estar ciertamente convencidos y claros de que está produciendo la concentración solicitada. Sin embargo, estas unidades son muy costosas, por lo cual es importante que, al adquirir un generador de ozono, estemos seguros de su procedencia y de la casa de producción, pues hay muchas marcas que son de dudosa fiabilidad.

2. El flujo de O_2 es expresado como un volumen de litros por minuto, siendo la concentración inversamente proporcional al flujo de oxígeno (mayor flujo de O_2 = menor concentración de $O_{3,}$ y menor flujo de O_2 = mayor concentración de O_3), y la concentración de ozono será expresada en mcg/ml, por ejemplo. De esta manera podemos darnos la idea de lo que conocemos como DOSIS de O_3 que se administran de acuerdo a las diferentes patologías en pacientes que requieran de esta medicina integral. Para que les sirva de referencia y hablen con autoridad de conocimiento, veamos este ejemplo:

Para 100 ml de sangre venosa obtenida por extracción a través de un catéter n.º 19 y una concentración de 40 mcg/ml, la dosis se calculará multiplicando los 100 ml de sangre por los 40 mcg/ml de ozono, dando un total de 4000 mcg, el cual, llevado a gramos deberá dividirse por 1000 (la cantidad de miligramos de un gramo) dando como resultado = 4 mg de ozono. Esta es la dosis. Practiquen y familiarícense con esto.

La forma más conocida en la interpretación de las medidas de ozono es la de mcg/cc o mcg/ml, y la manera de manejar estas definiciones es conociendo las conversiones universales que se muestran: 1 mcg/ml = 1 mg/m3 = 1 gamma = 578 PPM = .05 %
Siempre hay que recordar que el ozono será la garantía del *booster* de oxígeno que nuestras células, y en especial la mitocondria, requiere, y de allí d se desprende la interpretación de la óptima utilización del oxígeno, conociéndose como capacidad aeróbica a la máxima capacidad de oxígeno que podamos ofrecer a nuestro cuerpo (célula) antes de ir a la fase anaeróbica (no oxígeno), con la consecuente producción de ácido láctico y acidosis, siendo estos últimos los responsables de la fatiga, dolor, predisposición a lesiones, desgaste físico y mal rendimiento físico en general, en especial, en el deporte.

Las dosis a aplicar deben ser de total conocimiento para tratar las diferentes afecciones según criterios y protocolos referenciales que existen por montón, pero hay algunos que por experiencia son de referencia, no descritos en publicaciones que también deben ser tomados en cuenta. Quiero decir con esto que NADIE es dueño de esta verdad como pretenden hacerlo entender algunos autores autocráticos. No les hagan caso. Averigüen, pregunten, consulten, practiquen, resuman y reúnan su experiencia, y publiquen sus resultados o muéstrenlos a fin de que puedan ser discutidos con otros colegas practicantes. Hay referencias históricas de que algunos autores solo usaban dosis altas y después bajaban, otros hacían lo contrario, otros eran progresivos; en fin, debo reconocer que hay ejemplos a seguir con estas experiencias y así ustedes verán sus resultados y podrán compararlos.

3. Recuerden que el ozono tiene ciertos inconvenientes pues es un gas intrínsecamente TÓXICO que no puede ser respirado, no puede ser almacenado y debe ser usado con precaución y por manos competentes. La inhalación de ozono directa puede producir un daño al epitelio pulmonar si se llegasen a inhalar 20 mcg/ml por aproximadamente un minuto, cuando se observará una tos espasmódica irritativa y severa bronco constricción, por ello se recomienda evitar este proceder, y realizar las aplicaciones de ozono en un adecuado y ventilado ambiente para la práctica médica. El Dr. Bocci siempre recomendó que la ozonoterapia debía ser realizada por médicos entrenados en esta técnica, usando generadores de ozono que garanticen la correcta producción de ozono en cuanto a concentración requerida para las diferentes aplicaciones, siendo una verdadera desgracia que esta técnica sea aplicada por charlatanes de oficio que usen generadores baratos sin ninguna garantía de regulación sobre la producción correcta de las concentraciones requeridas de ozono. Hoy día hay otros conceptos acerca de quién puede practicar esta integral aplicación,

tales como veterinarios en su campo, odontólogos, los conocidos Family Nurse Praticioner (EE. UU.), Physicians Assistant, RN o enfermeras registradas con licencia, Home Physicians. Claro está que con la adecuada capacitación y entrenamiento sobre la materia y el cabal cumplimiento de los requisitos que en el caso de la AAO (Academia Americana de ozonoterapia) son exigidos, tales como el aprobar el examen de conocimientos, y la aceptación de tres casos clínicos de interés sobre la materia y debidamente presentados ante un comité científico.

4. En cuanto a las enfermedades infecciosas, (bacterianas, virales y fúngicas) no hay duda de que el ozono tiene un papel terapéutico importante. Estos procesos generan ROS (**O.**- anión superóxido, **OH.** radical hidroxilo, $\mathbf{H_2O_2}$ peróxido de hidrógeno, **No.** Óxido nítrico, y **HOCL** ácido hipocloroso) también producidos por los macrófagos y granulocitos durante un proceso infeccioso. Los neutrófilos tienen una abundante cantidad de proteínas antimicrobianas en sus gránulos, responsables de liberar citoquinas proinflamatorias las cuales ejercen una variedad de efectos, entre ellos, el daño tisular, pero el uso de la AHTMy mejora la perfusión tisular, la oxigenación general y el metabolismo, pero no incrementa la producción de citoquinas proinflamatorias, las cuales ya son super inducidas por las toxinas bacterianas.

5. En estos casos de severa infección hay razones justificadas para la práctica de la ozonoterapia, pues el ozono se encargará de remover el material purulento en casos de infecciones osteomieliticas o abscesos, lavando estas con agua ozonizada y aplicando ozono intralesional previa identificación de la complejidad de la fístula de la lesión ulcerada infectada, combinando esta terapia con la AHTMy durante la fase aguda. Esta práctica se recomienda hacerla a diario por 5 o 6 días a concentraciones de 20/25 mcg/ml. Algunos autores, en los cuales me incluyo, iniciamos con concentraciones

mayores de hasta 30-35 mcg/ml, pero siempre recordando que las concentraciones elevadas por tiempo prolongado pueden causar citotoxicidad, por ello es que se recomienda iniciar el tratamiento de estas patologías con dosis elevadas y luego, al ir mejorando, ir bajando la dosis hasta estandarizar y mantener dosis bajas o medias bajas, logrando así la activación local del metabolismo, la proliferación celular y la síntesis de citoquinas tales como: PDGF (factor de crecimiento derivado de plaquetas), bFGF (factor de crecimiento básico de fibroblastos), TGFb1 (factor de crecimiento transformante beta1), EGF (factor de crecimiento epidérmico), KGF (factor de crecimiento queratinocito), a fin de promover la síntesis de matriz intercelular y el proceso de cicatrización.

6. En los casos de osteomielitis se recomienda, a través de un catéter de polietileno, ir por medio de la fístula lo más profundo posible y administrar al menos 20 ml de ozono a una concentración de 50-70 mcg/ml tres veces por lapso de una hora dos veces al día por 7 días, aplicando, de ser posible, aceite ozonizado periféricamente o a través del orificio fistuloso en su superficie. Durante esa semana se puede practicar AHTMy, según recomendación anterior, con administración de antioxidantes orales (vitamina C, vitamina E y betacarotenos). Este tratamiento deberá ser monitoreado, pues a las tres o cuatro semanas los resultados serán notablemente satisfactorios, se recomienda continuar hasta el cierre fistuloso y la desaparición eritematosa periférica de la zona y total cese de secreción purulenta.

7. En el caso de herpes zoster, recordemos que es una infección viral que involucra las superficies de piel músculo cutáneas, a estructuras superficiales del sistema nervioso central y, en algunos casos, estructuras viscerales, sobre todo en pacientes inmunosuprimidos. Muchos medicamentos se asocian al tratamiento de la ozonoterapia, tales como el aciclovir o el ganciclovir. Sabemos de

su afección dermatológica relacionada con trayectoria neurológica perjudicando al territorio del trigémino, los nervios intercostales, región cervical y lumbar, en sus correspondientes dermatomas. Otras medicaciones han sido asociadas, tales como la gabapentina y la amitriptilina, a fin de reducir el dolor neuropático. Autores han recomendado la aplicación de AHTMy a dosis altas de 50-70 mcg/ml diariamente por 4 días a un volumen de 150 ml, y luego una cada 3 o 4 días hasta completar 10 sesiones de esta aplicación. A esto se puede asociar la aplicación de aceite ozonizado por las noches. Amato y colaboradores apreciaron en tratamientos parecidos a este programa la mejoría del dolor a los 3 días, relativos a la aplicación de la AHTMy. También está la sugerencia de cuando las vías venosas no son de facilidad, pues la AHTMn 5/10 cc de sangre a dosis altas de 50/60 mcg/ml tres veces por semana e ir bajando las mismas cuando se aprecie la mejoría de las lesiones dérmicas hasta estandarizar las dosis a 15/20 mcg/ml asociado a aplicaciones locales de aceite ozonizado nocturno. Se ha demostrado que los niveles de IFNa e IFNy y las IL4 se incrementan a las 24 h de la primera AHTMy, componentes estos importantes para el combate de este y otros virus.

8. En cuanto a la artritis reumatoidea, recordemos que es un trastorno inflamatorio sistémico que afecta muchas estructuras articulares, produciendo sinovitis inflamatoria, la cual conduce a la destrucción del cartílago articular con tendencia a la anquilosis. La terapia de ozono estará indicada con la asociación de medicamentos convencionales, a fin de atenuar el dolor y progreso de esta enfermedad de origen autoinmune. Se ha detectado que una excesiva cantidad de TNFalfa es responsable de estas lesiones articulares. Las recomendaciones serían: AINES según criterios conocidos, terapia de glucocorticoides (teniendo en cuenta sus efectos colaterales, pues las aplicaciones pueden ser intraarticulares o por vía oral con protección gástrica), las estatinas; en algunos

casos, la colchicina de 0,5 mg, controlada por sus efectos a nivel de médula ósea, y la ozonoterapia por AHTMy a concentraciones crecientes de 15 hasta 20 mcg/ml en 60 ml de sangre, o AHTMn a 35/50 mcg/ml de 5 a 10cc IM por 8 semanas.
En la sangre tratada, el O_3 induce directamente la activación de células inmunocompetentes, es decir, puede producir inmunoactivación específica. La sangre es el mejor vehículo para transmitir los mensajeros generados por el ozono. Inversamente, la liberación de IL-10 y FGT-b1 suprime el exceso de inmunoestimulación, lo que resulta en una programación ordenada o regulación controlada de la respuesta inmune. Esta es una de las razones por las que la autohemoterapia (AHT) se aplica en el tratamiento de enfermedades autoinmunes, tales como la artritis reumatoide.

9. En cuanto a las aplicaciones en pacientes con cáncer, se debe recomendar en principio la asociación de la ozonoterapia a la quimioterapia o radioterapia en estos pacientes. Desde 1950, la Asociación Nacional contra el Cáncer en USA ha mostrado una rata de decesos por cáncer, que a la fecha no ha disminuido, sino todo lo contrario, y los tratamientos de oncología han sido más o menos similares desde entonces, cuando se pretendió informar al mundo de esta supuesta maravilla de la terapia química vs. el cáncer. La conclusión es que la terapia oncológica tiene sus grandes fracasos o infortunios. El premio nobel de Medicina Otto Wartburg fue quien descubrió que la célula cancerosa maligna se beneficia de la ausencia de oxígeno, y ¿qué terapia es mejor que la ozonoterapia para proveer de oxígeno a estos enfermos de esta patología? La ozonoterapia estimulará vigorosamente el sistema inmunológico.

Se ha comprobado la producción de citoquinas, tales como TNF alfa, IFN gamma, e IL8 después de 8 h de haber aplicado AHTMy a un volumen de 160 mml de sangre ozonizada, elevándose estos niveles de 4 a 7 veces más. Estas citoquinas son de gran utilidad, pues activarán las células killer y las células citotóxicas contra las células neoplásicas. Los autores recomiendan empezar con concentraciones de 20 mcg/ml a 160 ml de sangre, e ir incrementando la dosis hasta los 40 mcg/ml aplicando hasta 15 sesiones en un lapso de 5 a 6 semanas. Después de estas aplicaciones y no antes de la AHTMy, se recomiendan las altas dosis de vitamina C desde 25.000 a 50.000 mg IV en SSF, la cual se puede acompañar de 500 mg de glutatión y 3 a 5 cc de cianocobalamina. De igual manera, hay protocolos que recomiendan que cuando los casos son quirúrgicos se empiece antes de la cirugía o quimio o radiación asociada, AHTMy dos veces por semana por tres semanas. Luego, durante la cirugía con quimio o radiación AHTMy una vez a la semana o insuflación rectal dos veces por semana, y después de la cirugía o quimio o radiación, AHTMy una vez por semana seguida de vitamina C a 25 gramos semanal hasta por todo un año, de ser necesario. También está descrita la opción intraperitoneal, la cual debe ser practicada por manos expertas con criterio clínico y conocedor de las dosis y volúmenes a aplicar, recordando que no se pueden prolongar estas aplicaciones en el tiempo por riesgos a peritonitis o daño mesotelial degenerativo. Esta aplicación se lleva a cabo usando un catéter silástico implantado en la cavidad peritoneal bajo todas las recomendaciones médicas de asepsia y antisepsia, procediendo a insuflar al menos un litro de O_3, pasándolo preferiblemente de un filtro antimicrobiano. Este volumen puede ser de hasta 3 litros dependiendo de la tolerabilidad del paciente. La concentración será creciente, empezando con 5 mg hasta 30 mg de ozono por un número de sesiones diarias o interdiarias a criterio del tratante y según la gravedad del caso y la patología. El ozono se disolverá rápidamente en el agua peritoneal y reaccionará con las biomoléculas de la región, una pequeña parte será inactivada por los antioxidantes locales, pero otra parte mayor reaccionará con los peróxidos locales y los LOP, dando origen a la batalla contra las células neoplásicas. Las células inmunes locales estimularán las citoquinas proinflamatorias TNF alfa e IFN gamma. Esta técnica está siendo practicada por terapistas entrenados para ello, sin embargo, hay mucha resistencia de parte de cirujanos oncólogos a aceptarla, cuando en realidad es una gran herramienta en la integración médica para el tratamiento coadyuvante del cáncer. La historia y el tiempo demostrarán estos resultados.

10. Es fundamental tomar en cuenta que la ozonoterapia, cualquiera sea su aplicación, estimulará la actividad y la producción del sistema de antioxidación, incluyendo la glutatión peroxidasa, la superóxido dismutasa y las catalasas, todas ellas principalmente a nivel hepático. **La enzima superóxido dismutasa** (SOD), antiguamente hemocupreína y eritrocupreína, cataliza la dismutación de superóxido en oxígeno y peróxido de hidrógeno. Debido a esto es una importante defensa antioxidante en la mayoría de las células expuestas al oxígeno. **La catalasa** es una enzima perteneciente a la categoría de las oxidorreductasas, que cataliza la descomposición del peróxido de hidrógeno (H_2O_2) en oxígeno y agua. **La enzima glutatión peroxidasa** (GPX) cataliza la reacción de oxidación de glutatión a glutatión disulfuro, utilizando para ello peróxido de hidrógeno. Es muy importante recordar lo siguiente: el sistema primario de antioxidación es el sistema de la glutatión peroxidasa. En este sistema dicha enzima actúa con los radicales libres para detener su actividad oxidativa y destructora, pero durante estos procesos de defensa, la glutatión peroxidasa es oxidada bioquímicamente por estos radicales, se desgasta su acción contra ellos y se detiene su tarea. Para poder rescatar esta enzima de su oxidación se requiere de la presencia de las vitaminas C y E, por ello se debe entender que por sí mismas no son antioxidantes naturales, sino que, gracias a su presencia, el glutatión oxidado es nuevamente reducido, y este vuelve a la batalla contra los radicales libres. Por ello se debe entender que en ausencia o déficit de glutatión peroxidasa, la actividad de estas vitaminas es reducida al

mínimo. En pocas palabras, se debe entender que tomar un extra de vitamina C o E no logrará resolver el problema de los radicales libres si no contamos con una óptima cantidad de glutatión peroxidasa, la cual es estimulada por el ozono.

¿Cómo el ozono mejora la utilización del oxígeno? Como bien sabemos La Hb tiene una extraordinaria afinidad por el oxígeno. Se requiere la disociación de esta a fin de poder obtener el oxígeno requerido para la función celular y así la mitocondria pueda trabajar a plenitud. La sustancia encargada de esta disociación es 2,3 DPG (difosfoglicerato), encargado de desplazar el oxígeno de la Hb. Este difosfoglicerato es producido en el eritrocito a través del ciclo de las pentosas. En este paso, la glucosa es oxidada por la NADP (nicotinamida adenina dinucleótido fosfato) a lactato, dando como resultado 2,3 DPG. Si la presencia de oxígeno disminuye, se reflejará en la producción de 2,3 DPG con una reducción de la disociación de la Hb y menor presencia de oxígeno, y es allí cuando los ozónidos producidos por el ozono revierten este desbalance oxidando el glutatión, el cual es el encargado de oxidar el NADPH a NADP, garantizando así la presencia del 2,3 DPG y la adecuada presencia y cantidad de oxígeno que garantice el trabajo mitocondrial, el cual arrojará la energía (ATP) requerida para la vitalidad.

1. En cuanto a las dosis, es importante seguir estas recomendaciones que plantea la AAO, las cuales son seguidas por muchos autores, incluyéndome.
   - Usar dosis bajas en pacientes débiles con condiciones crónicas de 2-4 mg, lo cual quiere decir 100 cc de sangre x 30 mcg/ml de ozono = 3 mg.
   - Usar dosis moderadas en pacientes débiles en condiciones agudas de 5-9 mg. En estos casos, analizar bien las patologías y el estado del paciente. Generalmente no hay contraindicaciones, y si hay problemas con la obtención de una buena vía venosa se puede aplicar vía insuflación rectal.

- En pacientes de condiciones aceptables o fuertes, pero cuya condición sea una afección crónica, se puede aplicar el ozono entre 9-14 mg.
- En pacientes fuertes, pero en condiciones agudas severas tipo infección, se pueden usar altas dosis, de hasta 14 mg.

En todo caso se recomienda iniciar con la mitad de la dosis siempre e ir subiendo hasta llegar a la dosis seleccionada. Por ejemplo, un paciente con artritis reumatoide de edad avanzada puede iniciar el tratamiento con dosis de 1 mg e ir subiendo hasta llegar a los 3 o 4 mg por sesión. Tómense su tiempo, pues el ozono nunca hará daño, pero en pacientes muy debilitados con afecciones agudas severas tipo COVID, por ejemplo, inicien sus sesiones de 5 a 9 mg sin preocupación.

2. En cuanto al PRP y el uso de ozono. Se sabe que el ozono promueve la agregación plaquetaria y la inducción y liberación de los factores de crecimiento y regeneración tisular con propiedades quimiotácticas. Estos factores estimularán, a su vez, la proliferación celular, la quimiotaxis, la remodelación de matriz celular y la angiogénesis.

   Recordemos que el PRP es la fracción del plasma que tiene plaquetas, agua, proteínas, factores de crecimiento y los componentes de la coagulación, mientras que el PPP solo presentará una cantidad de fibrina con algunos elementos fibroblásticos de origen proteico, pero allí no encontraremos los factores de crecimiento. Según Bocci, el PRP y ozono originará ozónidos que pasarán al interior de las plaquetas, activando dentro de ellas a fosfolipasas C y A, las cuales a su vez facilitarán la formación de substancias proagregantes tales como PGE2 (prostaglandinas 2) y tromboxanos. Algunos autores ozonizan una cantidad de 4 a 10 cc de PRP a igual volumen de ozono a concentraciones variables de 10 mcg/ml hasta 20 mcg/ml a 1800 rpm, y al término de esta aplicanda a una razón de 0.1 ml por cc; Esta última etapa ha sido descartada por muchos, pues consideran que ya el ozono mezclado con el PRP se ha activado. Este tema sigue siendo controversial. En resumen, se debe recordar que el PRP es un concentrado plaquetario autólogo dentro de una suspensión plasmática, cuya activación libera simultáneamente un conjunto de factores de crecimiento derivados de plaquetas, quimioquinas, micropartículas y otras moléculas bioactivas, y polimeriza el fibrinógeno en un andamio insoluble de fibrina 3D-transitorio. Las plaquetas contienen muchos mediadores bioactivos liberados de plaquetas α-gránulos (TGF-β y PDGF, VEGF, FGF, EGF, IGF-1, HGF, BMPs, BDNF, quimioquinas y citoquinas) y de gránulos densos (histamina, serotonina, calcio y ATP/ADP).

Además, hay otros componentes en los PRP procedentes, principalmente del plasma, a saber: IGF-1, HGF, protrombina, fibrinógeno, fibronectina y otras proteínas, que junto con proteínas adhesivas expresadas por plaquetas activadas desempeñan un papel central en las vías de señalización celular que están implicadas, tanto en el reconocimiento de lesiones tisulares como en la reparación de tejidos dañados, y si a esto se le agregan las propiedades quimiotácticas y sus acompañantes conocidos, pues es prácticamente una garantía la regeneración tisular en corto tiempo.

3. En cuanto a la columna vertebral y sus patologías derivadas de protrusiones discales o hernias discales contenidas, la inyección intradiscal de ozono ejercerá un efecto de deshidratación del núcleo pulposo al romper los puentes hídricos de los proteoglicanos de este, reduciendo así el efecto compresivo extrínseco sobre la raíz nerviosa comprimida y terminando con el conflicto disco radicular. Por ello es que al bloquear estos reactivos inflamatorios inducen posteriormente a la restitución *ad integrum*. Las fases de acción será, en principio, dedicadas a un cambio rápido con la desaparición del dolor y la reducción del edema local con una

mejoría de las condiciones circulatorias locales, al ofrecer más oxígeno local y contrarrestar la hipoxia de la zona y mejorar la estimulación de TGFb1 (factor de crecimiento transformante beta 1) y bFGF (factor de crecimiento básico fibroblástico), favoreciendo así, la reorganización del núcleo pulposo residual con la consecuente fibrosis y momificación del mismo a las 4/6 semanas.

4. En cuanto al uso del ozono vía insuflación rectal y sus concentraciones, expondré acá lo publicado por el Dr. Bocci, pues hay en relación a este punto criterios y conceptos que recomiendan dosis altas, las cuales son de considerar.
   Un estudio de médicos cubanos refiere haber seleccionado unos 200 pacientes con diabetes mellitus usando concentraciones de 50 mcg/ml (10 mg), lo cual considero muy alta. Esto, según Bocci, puede producir cólicos en pacientes con previos enemas por estimulación de los reflejos intestinales. Si el área ha sido objeto de enema, el plano mucoso del intestino podría ser dañado por lesión del enterocito, y no se debe olvidar la capacidad mutagénica del ozono. Por ello sugiere iniciar con concentraciones bajas desde 3/5 mcg/ml hasta llegar a los 35 mcg/ml. Solo en casos de hemorragia por una colitis ulcerativa se recomienda el uso de hasta 70 mcg/ml en una sola aplicación. Estos tratamientos pueden ser aplicados diariamente o cada dos días dependiendo de la patología a tratar. Si el paciente responde bien, entonces se deberá seguir por dos o tres veces por semana manteniendo concentraciones medias o altas.

5. Recuerden que en el sistema inmune, la IL-6 promueve la diferenciación y maduración de los linfocitos T y B, estimula la producción de inmunoglobulinas por parte de las células B, inhibe la secreción de citocinas proinflamatorias como el TNF-α y la IL-1. En este sentido, la IL-6 tiene acciones antiinflamatorias y, junto con el aumento en la producción del cortisol, ayuda a controlar la respuesta inflamatoria. La IL-6 es producida por diversos tipos

celulares: monocitos, macrófagos, linfocitos T y B, fibroblastos, células endoteliales, sinoviocitos, células de la glía, adipocitos y células epiteliales intestinales. Los principales estímulos para su síntesis y liberación son las infecciones por ciertos microorganismos, particularmente virus y bacterias (lipopolisacárido bacteriano) y la acción de otras citocinas, como la IL-1, TNF-α y el factor de crecimiento derivado de las plaquetas. (PDGF).

La interleucina-6 es una citocina con muchas funciones biológicas. Algunas son proinflamatorias mientras que otras son antiinflamatorias. Se encuentra implicada en la fisiopatología de diferentes enfermedades autoinmunes y en otras condiciones como la arteroesclerosis y la osteoporosis. **No es una enzima del todo simpática**. Está involucrada en la artritis reumatoide, lupus eritematoso, artritis idiopática juvenil, osteoporosis, espondiloartropatías y otras enfermedades autoinmunes.

6. La capacidad del ozono para inactivar proteínas dependientes de la cisteína se describe como un ataque del ozónido a la papaína dependiente de la cisteína, que se cree que inactiva la enzima (moléculas orgánicas que actúan como catalizadores de reacciones químicas), oxidando el grupo activo de sulfidrilo para sulfonato o ácido sulfónico. Además, la proteína coronavirus de su spike o corona, también es rica en triptófano, que es la segunda en vulnerabilidad a la cisteína para su oxidación. El ozono es una molécula de consumo natural rica en energía que encarna propiedades fisicoquímicas y biológicas únicas que sugieren un posible papel en la terapia sistémica de COVID-19, ya sea como monoterapia o, lo que es más realista, como complemento a los regímenes de tratamiento estándar. Los posibles mecanismos por los cuales el O_3 puede ejercer sus acciones antivirales son: corrección del estrés oxidativo, inhibición de la tormenta de citoquinas en pulmón, y aumento de la administración de oxígeno a través de

modulación vascular y hematológica. Debido al exceso de energía inherente a la molécula de ozono y apoyada por la vasta literatura científica que da fe de sus poderes antivirales y antimicrobianos, es casi seguro que el ozono puede demostrar eficacia en todo el espectro coronavirus.

7. La inyección de oxígeno y ozono mejora la oxigenación tisular e inhibe los medios inflamatorios como el TNF alfa. El ozono también puede inducir estrés oxidativo moderado e inhibir las respuestas inflamatorias. El ozono tiene efectos analgésicos moderados a través de la obstrucción de la fosfodiesterasa A2. Tanto el PRP como el ozono han ganado popularidad recientemente en el tratamiento de la AA de rodilla. Aunque similar en eficacia, el ozono también se utiliza para la activación PRP. Actualmente no hay muchos estudios que comparen la eficacia entre los tratamientos PRP y PRP + ozono. En general, se observó una eficacia similar entre el tratamiento con PRP en combinación con ozono y el tratamiento sólo con PRP. Los pacientes que reciben tratamiento combinado de ozono son menos propensos a experimentar dolor postinyección y son más propensos a recuperarse más rápido en comparación con los pacientes que reciben sólo tratamiento PRP.

8. En las enfermedades autoinmunes, los tejidos «diana» son infiltrados por macrófagos, neutrófilos y linfocitos TCD8+, responsables de producir especies reactivas del oxígeno y citocinas proinflamatorias con patrón de respuesta Th1. Las citocinas inhibitorias, del patrón de respuesta Th2 están suprimidas. La terapia más efectiva será la que logre restablecer el balance entre ambos patrones. La OT no puede intervenir sobre las causas primarias de la enfermedad, pero es capaz de revertir el efecto del estrés oxidativo crónico y modular el patrón de citocinas Th1 hacia Th2.

Abreviaturas y referencias bibliográficas sugeridas

OH-	radical hidroxilo
AGPI	ácidos grasos poliinsaturados
AHTMy	autohemoterapia mayor
AHTMn	autohemoterapia menor
SOD	superóxido dismutasa
ROS	especies reactivas del oxígeno
LOP	productos de peroxidación lipídica
NO	óxido nítrico
H_2O_2	peróxido de hidrógeno
GPOX	glutatión peroxidasa
HOCL	ácido hipocloroso
O_2-	anión superóxido
NFR2	factor nuclear eritroide 2
CAT	catalasas
GST	glutatión transferasa
HO-1	hemoxigenasa 1
IL	interleuquinas
PDGF	factor de crecimiento derivado de plaquetas
TGFb1	factor de crecimiento transportante beta 1
GSH-R	glutatión reductasa
GSH	glutatión reducido
NADH	niacina adenina dinucleótido
TNF alfa	factor de necrosis tumoral alfa
INF beta	interferón beta
INF gamma	interferón gamma
GM-CSF	factor estimulante de la colonia eritrocitaria
IGF1	factor de crecimiento insulínico
HGF	factor de crecimiento hepatocitario

Referencias bibliográficas

1. Abbas, AK., *Cytokines- appendix II. En: Abba AK, Lichtman A. Cellular andMolecular Immunology*, 7.ª ed., NY:WB Saunders Company, 2011, p. 501-4.
2. Alejina, SP., *Aspectos clínicos y experimentales de la ozonoterapia*, Saorv, 2004.
3. Amable, Paola y otros, *Preparación de PRP para regeneración en medicina*, Stem Cells Res Ther, 2013, p.67.
4. Bermejo, E. y Mariano Castex, *Hematología. Fisiología de la Hematología Normal*, Volumen 2, Barcelona (España), Agosto 2017, pp. 10-18.
5. Bocci, V., *Autohemoterapia después de tratamiento con ozono*, J. Inter. Medicine Res, 22:131-144.
6. Bocci, V., *Ozonation of blood for the therapy of viral disease and immunodeficiencies. A hypothesis. Medical hypothesis*, Septiembre 1992, 39(1): 30-4.
7. Bocci V.,. *Ozone. A new Medical Drug*, 2.ª edición, 2018
8. Bonetti y otros., *Técnica intraforaminal guiada por TC*, Revista italiana de oxígeno ozonoterapia, Tomo I, 2002, pp.169-171.
9. Browning SR y otros., J Bone Joint surg am., *PRP increase the matrix metalloproteins*, 2012, 94, pp.1-7.
10. Calderón y Guzmán, David y otros., *Vita E, C y Glutation*, Medigrafic Artemisa. Periostal Rep. Humana, 2000; 14:115-123.
11. *Effect PRP on grow and antigenic profile of human osteoblast*, Rev. MT sung, 2012, pp.1558-1564.
12. García A., Martínez y otros., *Mecanismos de acción del ozono. Biotecnoquímica cursos de* O_3, 2004.
13. Hernández, F., Calunga, JL., Turrent, J. y otros, *Ozone therapy effects on blood biomarkers and lung function of asthma patients*, Arch Med Res, 2005, 36 (5):549-54.

14. Hidalgo, F.J. y otros., *Ozonoterapia en medición del dolor,* Revista de la Sociedad española del dolor, 2013, 20(6) 291-300.
15. Iliakis, E., *Ozonoterapia en el tratamiento del dolor lumbar,* Orthopedics, 1995, 8(1), pp.29-33.
16. Levine, SA y Kidd PM, *Antioxidant Adaptation Role of the free radical,* Allergy research, 1985.
17. Medline Plus SFC/EYES, Biblioteca nacional de medicina de USA 2220, página principal para obtener información diversa.
18. MedPub, [en línea], página para solicitar información diversa sobre articulados.
19. Murga, M. y otros., *Infiltración neuroaxial con ozono. Indicaciones y técnicas,* Rev. Soc. Esp. Dolor, 12, II, 2005, pp.10-17.
20. Peris, Xavier, *PREP and OA knee,* Univ. Jaume I. Castellón, Marzo 2018.
21. Sabucci, AV y otros., *Intraarticular Ozone and PRP in patients whit OA knee,*Turk J Integr. Medicine, 2015, pp.31-40.
22. Shallenberger, F, *Principles and application of protocol guidelines for Physicians and ozonotherapy,* Text book, 2018.
23. Smith, L., *Disolución enzimática del núcleo pulposo en humanos,* JAMA, 1964, pp.187:137-140.
24. Travagli, V, Zanardi, I, Bernini, P y otros. *Effects of ozone blood treatment on the metabolite profile of human blood,* Int J Toxicol, 2010; 29:165-74.

Made in United States
Orlando, FL
04 November 2026

90206054R00125